Guía de
Quemaduras

EDITOR: *Diego Molina Ruiz*

:

TÍTULO DE LA OBRA:

GUÍA DE QUEMADURAS

GUÍA NÚMERO 2

SERIE: NOTAS SOBRE EL CUIDADO DE HERIDAS

AUTORAS:

CARMEN MARÍA HACHERO RODRÍGUEZ

INMACULADA CONCEPCIÓN PEÑA POZO

EDITOR: *Diego Molina Ruiz*

PRESENTACIÓN

La rápida evolución que en los últimos años han experimentado los conocimientos científicos, los medios técnicos, el desarrollo farmacológico y el propio sistema de salud se evidencia en la práctica clínica diaria. Ésta práctica comprende un conjunto de actividades que buscan responder a la necesidad de revelar, diagnosticar o examinar lesiones con fines clínicos o de investigación. En base a ello, los profesionales de la salud, desplegamos toda una actividad curativa o paliativa utilizando para ello técnicas y procedimientos propios.

La referencia a los cuidados está presente en todo el recorrido de la obra. Destaca ante todo que es una compilación centrada en los cuidados. El lector puede comprobar gratamente, que junto a un catálogo de variadas técnicas articuladas de manera concisa y completa, contiene actividades derivadas del cuidado, enunciadas con una terminología propia y entendible. Además de una exhaustiva y pormenorizada descripción de las técnicas imprescindibles, quien se acerque a sus páginas va a encontrar los elementos más reconocibles de cuidar en distintos lugares tanto en un ambiente clínico como en el domicilio del paciente. En este aspecto, en el texto se recupera la visión centrada en el paciente y no tanto hacia la técnica.

Por otra parte, se trata de una obra colectiva que ha conseguido reunir a un destacado grupo de profesionales. Esta acertada mistura de autores aporta un profundo saber práctico y actualizado, muy útil para la clínica, que es la que caracteriza a la cultura del cuidado. Si bien, cuidar de un modo excelente no es un acto o conjunto de acciones que se puedan improvisar o protocolizar. Es necesaria la individualidad, la especificidad del cuidado, que deben ir más allá de la técnica.

La obra completa denominada "Notas sobre el cuidado de heridas" se compone de 15 guías, de las cuales las 14 primeras tratan de manera específica distintos temas como son: Los distintos tipos de Heridas, Quemaduras, Lesiones cutáneas, los Cuidados tanto de Ostomías como de Traqueotomías, las diferentes tipos de Úlceras, y el Pie Diabético. Y por último la número 15 es una Guía Resumen o Compendio que recoge o engloba a las 14 anteriores.

Para terminar, es importante para mí el agradecer a todos los componentes de éste ambicioso Proyecto Editorial todo el esfuerzo que han realizado, desde el estudio pormenorizado de los temas, conciso y conforme a los más recientes hallazgos de la investigación y tecnología, hasta las pautas éticas, poniendo a disposición de la sociedad en general, lo que pueda ser un referente necesario de práctica clínica en el cuidado avanzado de Heridas.

Diego Molina Ruiz

EDITOR: *Diego Molina Ruiz*

DEDICATORIA

El presente libro en particular y la colección "Notas sobre el Cuidado de Heridas" a la que pertenece, en general, van dedicados a todas las personas que padecen alguna de las lesiones que aquí se tratan. A las personas que las cuidan, sean familiares, profesionales o amigos. Y también a todas las personas interesadas en conocer o practicar todo el saber que su lectura ofrece.

¡Salud y Ánimo!

Diego Molina Ruiz

EDITOR: *Diego Molina Ruiz*

CONTENIDOS

AGRADECIMIENTOS

A todo el elenco de autores que han hecho posible la elaboración de la presente guía y en su conjunto toda la colección que forman la serie denominada "Notas sobre el Cuidado de Heridas". Un equipo de profesionales que destacan por su incansable interés por la innovación basada en la evidencia. El conocimiento apoyado por la investigación y la experimentación de prácticas clínicas que conforman la experiencia del trabajo diario. Con la observación y recogida de las anotaciones necesarias para ser plasmadas y compartidas a través los textos incluidos en ésta obra.

1 INTRODUCCIÓN

Las quemaduras son lesiones, que originan una descomposición orgánica, de los tejidos y mucosas a los que afecta. Pueden ser producidas por diferentes agentes externos, entre los cuales se encuentran el contacto con el calor, objetos calientes, fuego o vapores, la electricidad, sustancias químicas, radiaciones o incluso mecanismos de fricción o la acción del frio.[1]

Se trata de uno de los accidentes más prevalentes e incapacitantes. Durante el año 2014 hubo 3.350 altas hospitalarias en España cuyo diagnóstico principal fueron quemaduras, y un total de 37.772 estancias hospitalarias a nivel Nacional como consecuencia de ellas.[2]

Se estima que de cada 100.000 habitantes en torno a 300 sufren alguna cada año, quemaduras que requieren de atención sanitaria.[3] Sin embargo, el número de pacientes con quemaduras es muy superior a estos datos, son quemaduras que se atienden en atención primaria o en urgencias y por tanto, no precisan ingreso hospitalario. Sin olvidar las que son tratadas fuera del ámbito sanitario. Respecto al entorno donde más se producen un 80% de las quemaduras tienen lugar en el ámbito doméstico, y en menor porcentaje en el ámbito laboral aunque muchas de ellas evitables.

Generalmente, las quemaduras producidas en el ámbito doméstico se deben al contacto con líquidos o sólidos calientes, y en menor porcentaje al contacto con el fuego. Mientras que las ocasionadas en el entorno laboral tienen como principales causas sustancias químicas, quemaduras eléctricas, llamas o explosiones.

En cuanto a datos de mortalidad por quemaduras, según los datos del Instituto Nacional de Estadística (INE), en 2014 en España se produjeron 182 defunciones por accidentes por fuego, humo y sustancias calientes, 118 fueron hombres y 64 mujeres[4]. De los cuales en se dieron 39 muertes fueron en Andalucía. [5] A partir de los 50 años se denota un aumento del número de muertes en ambos sexos.

2 FISIOPATOLOGÍA

En este punto vamos a hacer un pequeño repaso del principal órgano afectado tras una quemadura como es la piel y como se afectan todas sus funciones vitales.

La piel se divide en tres capas, cuyo origen embrionario es totalmente distinto. Desde fuera hacia dentro se denominan epidermis, dermis o piel verdadera e hipodermis o tejido subcutáneo.

La epidermis es un epitelio plano poliestratificado cuyas capas son córnea, granular, de células espinosas, basal y lúcida (en algunas zonas); y queratinizado que cuenta con un proceso constante de regeneración importante para su rápida cicatrización. Su espesor medio es de 0,1 mm pero puede llegar a los 2 mm.

La dermis está formada por fibras colágenas y tejido conectivo, y en ella se encuentra multitud de terminaciones nerviosas y vasos sanguíneos, además de los anejos cutáneos. Constituye la mayor parte de la piel y tiene un grosor máximo de 5 mm. Se llama también piel verdadera ya que su cicatrización es más lenta, al no contar con el proceso de regeneración tan potente como la epidermis.[6]

Y por último el tejido subcutáneo o hipodermis compuesta por tejido conectivo laxo, fibras que fijan la piel a las estructuras subyacentes y tejido adiposo con vasos y nervios. Su espesor es muy variable.

Tiene funciones transcendentales como aislar el organismo del medio exterior, protegerlo de agresiones externas e infecciones, participar en el balance hidroelectrolítico, regular la temperatura corporal y comunicación entre el exterior y el interior gracias a sus terminaciones nerviosas. [7] Al producirse una quemadura todas estas funciones se ven alteradas.

Las quemaduras producen en primer lugar lesiones locales por acción directa de la fuente de calor, o energía, generando una serie de alteraciones a nivel local y sistémico, las cuales dependerán de la superficie corporal quemada, y no en sí de la profundidad de ellas.

Teniendo en cuenta los diferentes mecanismos fisiológicos que tienen lugar a nivel sistémico, proporcionales a la magnitud de la lesión, que se dan tras una quemadura, podemos conocer el estado clínico-patológico del paciente, para poder actuar adecuadamente a los diferentes síntomas y etapas por las que pasan los pacientes postquemados.

Estas alteraciones van desde la lesión local propia de la quemadura, con variaciones en el balance hidroelectrolítico, trastornos metabólicos, infecciones, complicaciones en órganos vitales hasta un fallo multisistémico y multiorgánico.

2.1 Daño celular.

Las lesiones cutáneas en una quemadura se pueden dividir en tres zonas dependiendo del área afectada. El área central de la quemadura es llamada zona de coagulación, zona principalmente afectada, en la que el daño producido es inmediato tras la quemadura, con la presencia de necrosis coagulativa y en la que no se encuentran células viables. [6, 8]

La región adyacente a ésta se denomina zona de estasis, la cual bordea a la región principal y por tanto las lesiones en esta zona son menores, caracterizándose por hipoperfusión, agregación plaquetaria y la migración de los neutrófilos. Presenta células viables y no viables.[6, 8]

Por último, el área más alejada de la quemadura, es la zona de hiperemia, en la cual las lesiones son leves, hay células viables y existe una importante vasodilatación. La recuperación es rápida y habitualmente sin consecuencias, sin riesgo de necrosis o grandes complicaciones. [6, 8]

Si la perfusión en la región intermedia no se instaurase durante las primeras horas, puede evolucionar a necrosis y por tanto aumentar la zona afectada directamente en el momento de la quemadura. En cambio, si la perfusión tisular se instaura, da lugar a una recuperación de ésta zona, focalizándose solo las lesiones en la zona central. [8]

2.2 Respuesta hemodinámica.

En primer lugar, se produce una vasoconstricción, con disminución de la perfusión tisular periférica, como respuesta anatómica normal ante una agresión externa debido a la hipovolemia por la gran pérdida de líquido.

Posteriormente, la elevación de la temperatura y la pérdida de la integridad microvascular favorecen una serie de fenómenos inflamatorios con vasodilatación y aumento de la permeabilidad capilar, que afectan no solamente al tejido quemado o cercano sino también producen una respuesta sistémica a todo el organismo.[8, 9]

Las primeras 48 horas, se caracteriza por el incremento en la extravasación de líquidos y proteínas desde el compartimento vascular al intersticial, produciendo una respuesta inflamatoria sistémica.[8, 9]

La membrana capilar deja de comportarse como una barrera semipermeable, permitiendo el trasvase masivo de proteínas. El incremento de la concentración de las proteínas intersticiales en la zona quemada produce un aumento de la presión oncótica intersticial que puede llegar a igualarse a la presión coloidosmótica del plasma.[8, 9]

Este incremento de la presión coloidosmótica en la zona quemada, produce el trasvase de líquido desde el plasma al intersticio, produciéndose un aumento considerable del agua intersticial y el desarrollo clínico de edema, característico de la fase aguda, el cual tiene lugar en primera instancia en las primeras 6 u 8 horas aunque puede prolongarse hasta las 24 o 36 horas. [8,9]

El edema no solo se produce a nivel tisular, sino que a nivel intracelular se producen cambios en la membrana celular asociado al aumento intracelular de sodio, debido a alteración en la función de la bomba Na-K, así como al incremento de la permeabilidad capilar y de la presión hidrostática microcelular o el descenso de la presión hidrostática intersticial y descenso de la oncótica capilar.[8, 9, 10]

Igualmente este trasvase de líquido desde el compartimento plasmático al intersticial se produce en la zona no quemada, dando lugar a la hipovolemia que acompaña a la fase aguda de las quemaduras graves. [8, 9]

Este trasvase es proporcional a la superficie quemada y por tanto a la extensión y profundidad de la herida.

2.3 Alteraciones inflamatorias.

La agresión térmica desencadena un proceso inflamatorio en la zona afectada que a su vez induce una respuesta inflamatoria sistémica así como una infección debido a la presencia de tejidos desvitalizados pudiendo iniciar y perpetuar una respuesta inflamatoria incontrolada, y generalizada. [6, 8]

La liberación de citoquinas favorecedoras de la inflamación desencadena en el organismo una respuesta antiinflamatoria como respuesta a un cambio anormal en el organismo que conllevará a un estado de inmunosupresión, predisponiendo así la colonización del organismo por gérmenes oportunistas.[6, 8]

Cuando el organismo entra en un estado de inflamación generalizada, se denomina como síndrome inflamatorio sistémico (SIRS), apareciendo un cuadro clínico muy característico con signos y síntomas que van desde taquicardia, taquipnea, fiebre, leucocitosis e hipotensión refractaria, hasta la aparición del llamado síndrome de disfunción multiorgánica o la muerte. [6, 8]

2.4 Alteraciones cardiovasculares.

En las quemaduras extensas se produce una liberación masiva de mediadores inflamatorios y por tanto, de líquido al espacio intersticial disminuyendo el volumen plasmático así como el retorno venoso, comprometiendo al gasto cardíaco y las resistencias vasculares sistémicas.[8]

Mientras que el gasto cardiaco disminuye, con un aumento en la resistencia vascular periférica, inmediatamente tras la quemadura. Transcurridas doce o dieciocho horas (fase hiperdinámica), el índice cardiaco comienza a aumentar progresivamente, permaneciendo elevado por encima de los valores normales hasta la cicatrización de las heridas, así como las resistencias vasculares sistémicas disminuyen progresivamente, y se denota un ligero incremento de la diuresis. [6, 8]

La liberación de catecolaminas endógenas parece estar implicada en las modificaciones de las resistencias vasculares (pulmonares y sistémicas). [8]

La hipovolemia por perdida de líquido en el espacio intravascular y la existencia de trastornos cardiovasculares, son los dos factores que en mayor medida comprometen la función cardiocirculatoria. [8]

La hipovolemia produce un severo compromiso de la hemodinámica que puede derivar en un fracaso multiorgánico acompañado de deshidratación intracelular, así como debido al trasvase de líquido al tercer espacio y las pérdidas sensitivas a través de la quemadura puede derivar rápidamente a grandes complicaciones como es el shock hivolémico.[8]

2.5 Alteraciones pulmonares.

En la función pulmonar se observan incrementos de las resistencias pulmonares tras la quemadura, produciéndose alteraciones hemodinámicas más intensas cuando a ésta se asocia inhalación de humo. [7, 8]

Con la inhalación de humo o monóxido de carbono, éste es captado por la hemoglobina, reemplazando así al oxígeno, reduciendo la afinidad de ésta por el oxígeno y produciendo carboxihemoglobina. Este proceso reduce el aporte de oxígeno a los tejidos, manifestándose con hipoxemia y ansiedad. [7, 8]

En concreto, cuando tiene lugar una quemadura en las vías aéreas, a nivel bronquial se produce un aumento de la permeabilidad vascular pulmonar del flujo sanguíneo, y da lugar a edema de las vías aéreas superiores y a un aumento de las secreciones bronquiales que obstruirán parcialmente las vías aéreas.[7, 8]

El efecto térmico está limitado a las vías aéreas superiores por lo que no afectará al árbol bronquial ya que el aire caliente se enfriará antes de llegar. Las lesiones en la mucosa orofaríngea producirán obstrucción de la vía aérea superior, que en efecto del tratamiento hará muy dificultosa la intubación orotraqueal. [7, 8]

La disminución del surfactante alveolar produce reducción de la distención pulmonar, aumentando así la resistencia pulmonar o trabajo ventilatorio. [7, 8]

El daño tisular en las vías aéreas producido por sustancias químicas genera necrosis, descamación del epitelio e inflamación de bronquios y bronquiolos, produciendo el taponamiento de las vías aéreas. Entre los problemas más frecuentes se encuentran atelectasia, enfisema en el parénquima pulmonar, fibrosis pulmonar llegando incluso a insuficiencia pulmonar y bronconeumonía o síndrome del distrés respiratorio del adulto (SDRA). [7,8]

2. 6 Respuesta endocrina metabólica.

Los pacientes con quemaduras extensas presentan un ritmo metabólico basal elevado, en torno a un 150% en relación al nivel normal. Aun así el nivel de hipermetabolismo-catabolismo es proporcional al área afectada (caracterizado por taquicardia, aumento del gasto cardiaco, lipólisis…). [8]

Se han detectado cambios significativos en cuanto a la respuesta endocrina metabólica en multitud de mediadores químicos, como en los niveles plasmáticos de vasopresina, catecolaminas, hormonas tiroideas, actividad de renina plasmática, angiotensina y aldosterona. [8]

Los niveles de cortisol plasmático también aumentan en relación directa a la superficie corporal quemada, pudiendo su elevación ser transitoria con pacientes con quemaduras poco extensas, o prolongarse durante semanas en quemaduras graves.

La respuesta metabólica se caracteriza por un hipermetabolismo, una disminución del contenido proteico corporal debido a proteólisis de origen muscular, lipólisis y gluconeogénesis y un incremento de los requerimientos energéticos y proteicos. [8]

Tras el periodo inicial, aparece una respuesta hormonal exagerada dando lugar a lo que llamamos estrés metabólico el cual produce un aumento del gasto energético y del catabolismo proteico mayor. [8]

Este hipercatabolismo actúa sobre los niveles de glucemia, ya que se produce una estimulación del páncreas que da lugar a una liberación de glucagón en mayor medida que la de insulina. Los depósitos de glucosa se agotan rápidamente ya que en el hígado pone en marcha una glucogenolisis para disminuir sus depósitos de glucógeno y comienza una gluconeogénesis a través de los aminoácidos. Finalmente se produce una hiperglucemia como consecuencia de una resistencia periférica a la insulina. [8]

Debido al catabolismo proteico y de grasa corporal, hay una pérdida de masa muscular y una rápida pérdida de masa magra que a simple vista se hace notar la importante pérdida de peso que han sufrido desde el traumatismo. [8]

De ahí la importancia en estos pacientes a la valoración nutricional, a la alimentación temprana y con el aporte suficiente de requerimientos nutricionales ya que tienen aproximadamente el doble de necesidades energéticas.

2.7 Alteraciones hematológicas.

En los pacientes con quemaduras, a nivel hematológico se produce una hemólisis aguda, la cual se debe principalmente a una destrucción de los eritrocitos al contacto con el calor y a que aquellos eritrocitos afectados que no estaban expuestos directamente a la fuente de calor, se disminuye su vida media. [8]

Aun así, la pérdida de líquido intravascular es mayor que la masa eritrocitaria perdida, por lo que el hematocrito inicialmente estará elevado entorno a un 60%. Veinticuatro o treinta y seis horas posteriores al trauma, esta hemoconcentración dará lugar a una anemia, como consecuencia de diversas alteraciones hemolíticas como son la disminución de la eritropoyesis, aglutinación de glóbulos rojos en la microcirculación, hemólisis intravascular por fragilidad eritrocitaria e hiperfibrinolisis pudiendo dar lugar a una coagulación intravascular diseminada (CID). Esta coagulación puede venir causada por una trombocitopenia, así como a una alteración en la síntesis de factores de coagulación. [8]

2.8 Alteraciones inmunológicas.

El sistema inmune en los pacientes quemados se encuentra alterado, con mayor riesgo de adquirir infecciones de todo tipo, ya que se encuentran ante un estado de una inmunosupresión generalizada. [8]

El principal foco de infección es la zona quemada ya que la primera barrera mecánica se ha destruido, funcionando como una puerta de entrada, lo que supone que todo el organismo se encuentra expuesto a multitud de gérmenes del exterior con la consiguiente invasión microbiana. Así como las alteraciones celulares y las alteraciones gastrointestinales acentúan aún más el riesgo de sepsis a nivel sistémico. [6, 8]

Aun así, las bacterias que causan la infección en el paciente quemado tienen origen principalmente endógeno, a través de la flora rectal, nasal, gastrointestinales. [8] Estos pacientes presentan por todo ello un alto porcentaje de enfermedades nosocomiales como neumonías, infecciones urinarias, en accesos a catéteres…

Inicialmente se da lugar una leucocitosis y el nivel de neutrófilos se encuentra elevado, liberándose de la médula ósea. Sin embargo trascurridas 48 a 72 horas el nivel de neutrófilos disminuye, así como se aprecia una disminución de diversas inmunoglobulinas y factores de complemento. Los niveles de inmunoglobulinas tardarán varias semanas en restablecerse. [6, 8]

Generalmente, la fiebre que presentan los pacientes tras la quemadura se debe entre otras causas a la producción de prostaglandinas por el sistema nervioso central. [6, 8]

2. 9 Alteraciones hidroelectrolíticas

En el periodo inicial de una quemadura, encontramos hipernatremia e hiperkalemia causada por el daño celular y la necrosis de los tejidos afectados directamente por la fuente de calor. Pasadas las primeras 48 horas se caracteriza por hipomagnesemia, hipocalcemia, e hipokalemia, debido principalmente a las pérdidas de agua, ya sea mediante orina, vómitos, etc. [8]

A causa de la perdida de la integridad cutánea se multiplica por diez la pérdida de agua a través de la evaporación que en condiciones normales. [11]

Como consecuencia de la hipovolemia, el flujo sanguíneo se distribuye hacía los órganos más importantes como corazón, pulmones y cerebro produciéndose una vasoconstricción en órganos secundarios como el sistema gastrointestinal, o renal; esto predispone a un aumento de las complicaciones en éstos órganos.

2.10 Alteraciones gastrointestinales.

A nivel gastrointestinal se produce atrofia en la mucosa en las primeras 12 horas tras la quemadura con pérdida de células epiteliales y alteraciones en la absorción de macronutrientes como es la glucosa, ácidos grasos y aminoácidos como consecuencia de la función disminuida de la lipasa, y aumento de la permeabilidad intestinal. Con este aumento en la permeabilidad de la pared gastrointestinal pasan macromoléculas que con frecuencia favorecen la creación de un foco infeccioso a este nivel que sin duda dará lugar a una infección generalizada. Todas estas variaciones a nivel gastrointestinal, con la añadida isquemia y la falta de alimentos pueden dar lugar al crecimiento bacteriano y producción de toxinas que pueden ser liberadas al torrente sanguíneo y dispersarse a nivel sistémico. [8]

2.11 Alteraciones renales.

En cuanto a las alteraciones renales en las pacientes quemados se presenta una disminución del flujo renal debido a una disminución del volumen sanguíneo, y del gasto cardíaco, que se verá reflejado con una disminución de diuresis. Cuando se produce una hemólisis extensa da lugar a depósitos de hemoglobina en el túbulo renal, ocasionando un posible taponamiento de los mismos e incluso llegar a una insuficiencia tubular aguda e insuficiencia renal agua o incluso necrosis. [8]

Para ello debe mantenerse un balance de fluidos urinario entre 50-70 cc/hora en adultos y 1cc/kg/hora en niños, el cual se debe controlar estrictamente durante los primeros días tras la quemadura. [7, 8]

3 CLASIFICACIÓN

Existen varias clasificaciones de las quemaduras, que se basan en distintos criterios a la hora de agrupar este tipo de heridas. A lo largo de este capítulo se exponen las más relevantes.

3.1 Agente causal o etiología.

Esta clasificación incluye los factores que producen una quemadura. Estos pueden llegar a ser muy variados, a continuación se nombran los más comunes:

– Térmicas: son las producidas por la exposición a temperaturas extremas. En este grupo se incluyen las ocasionadas por llamas procedentes de cualquier foco aunque las más frecuentes son las explosiones de gas propano, los incendios estructurales y el antorchamiento (ignición). También las quemaduras producidas por el contacto con sólidos (fogones, metales, ollas), líquidos (agua, aceite) o gases (vapor de agua) muy calientes pero no podemos olvidar las ocasionadas por el frío.

– Químicas: son todas aquellas producidas por ácidos, álcalis o cualquier compuesto orgánico. Son de difícil manejo debido a los diferentes mecanismos de acción de estos variados compuestos. Los agentes que generan estas quemaduras se pueden clasificar según el efecto que producen en contacto con la piel, es decir, pueden ser sustancias oxidantes, como el ácido crómico utilizado en limpieza de metales, el hipoclorito de sodio común en desinfectantes y desodorantes y el permanganato de potasio; sustancias reductoras entre las que se encuentran los derivados mercuriales, el ácido clorhídrico y el ácido nítrico; sustancias corrosivas como el fenol, el fosfato blanco, las sales de cromo, los álcalis y el amonio y sustancias denominadas venenos protoplasmáticos como el ácido oxálico, el ácido fluorhídrico, el ácido sulfúrico y el bisulfito de sodio.[12]

– Radiaciones: las más comunes dentro de este grupo son las

quemaduras producidas por la exposición a la radiación ultravioleta (UV) del sol. Estas lesiones pueden ser leves, donde hay sensibilidad extrema al tacto y sensación de tirantez o graves que presentan dolor e incapacidad para tolerar el menor contacto con la ropa y llegan, incluso, a ocasionar fiebre, escalofríos, náuseas y palpitaciones. [13]

– Eléctricas: son lesiones no térmicas causadas por un agente exógeno, la electricidad, capaz de producir daño en la dermis y especialmente, en los tejidos profundos. Normalmente ocasionan efectos tardíos y lesiones profundas graves afectando a órganos tan importantes como el corazón o el cerebro. Se destacan tres clases principales de lesión por electricidad:[14]

1) Lesión directa por la corriente eléctrica.
2) Quemadura electrotérmica por arco eléctrico.
3) Quemadura por llamas de la ignición de ropajes.

Otro tipo de lesión por electricidad es la producida por los rayos (fulguración). Un rayo es una descarga eléctrica atmosférica de alto voltaje pasajera cuyo recorrido es kilométrico. Es una de las causas de muerte más frecuente por fenómenos naturales aunque en algunas ocasiones es posible la supervivencia. Las complicaciones más peligrosas que ocasionan este tipo de quemaduras son las cardiovasculares y las neurológicas[15]. El signo cutáneo típico de la caída del rayo es un patrón eritematoso ramificado, dendrítico, arborescente o a modo de helecho en la piel que aparece en la primera hora tras la lesión y se desvanece con rapidez (parecido a una reacción de habones y eritema). [16]

3.2 Profundidad o grados de la quemadura.

Es una de las clasificaciones más conocida y utilizada. Fue establecida por Fabricio de Hilden en 1607 y se basa en la profundidad que alcanza la lesión en los distintos estratos de la piel.

– Quemaduras epidérmicas o de primer grado: afectan a la epidermis donde aparecen lesiones eritematosas, no exudativas, sin flictenas, con hipersensibilidad al contacto y sensación de tirantez, picor y escozor. El dolor varía según la localización corporal de la quemadura y epitelizan espontáneamente.[17] Las más frecuentes son las de tipo solar.

– Quemaduras dérmicas o de segundo grado: afectan a todos los estratos de la epidermis y la dermis. Se dividen a su vez en:
  • Superficiales: la lesión llega hasta la dermis papilar y su signo más representativo es la aparición de flictenas o ampollas. Son quemaduras exudativas, de color rojizo, al no estar el plexo vascular, y muy dolorosas ya que las terminaciones nerviosas están intactas y expuestas sin la protección de la epidermis. [17]
  • Profundas: afectan a la capa más profunda de la dermis

denominada dermis reticular, la dermis papilar queda necrosada. La lesión presenta un aspecto pálido debido al colapso de los capilares. Es menos dolorosa que la anterior ya que las terminaciones sensitivas son destruidas. Pueden precisar injertos cutáneos y un alto porcentaje dejan secuelas cicatriciales.

– <u>Quemaduras subdérmicas o de tercer grado</u>: en ellas se destruye todo el grosor de la piel, afectando al tejido subdérmico, al tejido subyacente circundante y a los órganos anejos. En esta lesión, se produce necrosis y la destrucción de las terminaciones nerviosas por lo que son insensibles al tacto pero, a veces, pueden ocasionar dolor intenso por irritación del tejido sano que las rodea.[16] Su color es variable desde blanquecino hasta amarillo o negro y con una consistencia acartonada de los tejidos. Suelen dejar secuelas importantes.

Algunos autores incluyen un cuarto tipo, quemaduras de cuarto grado, pero no se utiliza en la práctica clínica. Se refieren a quemaduras que llegan a estructuras profundas como hueso, tendones y músculo. También son conocidas como carbonización.

La clasificación de las quemaduras en relación con la profundidad en la piel, denota unas claras diferencias a tener en cuenta para poder distinguir unas quemaduras de otras (Ver Anexo 1. Tabla 1)

3.3 Extensión.

Es una de las más importantes ya que la valoración de la superficie corporal quemada indica el riesgo vital. Dentro de esta clasificación existen diferentes reglas o escalas para poder determinar la extensión de la superficie corporal total quemada (SCTQ). En los adultos un 15% de SCTQ aumenta las posibilidades de deshidratación, hipovolemia, hipoperfusión sistémica y fallo multiorgánico, reduciéndose a un 10% en niños. Los métodos más significativos y usados son:

– Regla de los nueve o de Wallace: divide las áreas del cuerpo en porcentajes o múltiplos de 9. En ella la cabeza representa el 9%, abdomen y tronco 18%, espalda y glúteos 18%, cada miembro superior 9% (parte anterior 4,5 % y posterior 4,5%), cada miembro inferior 18% (parte anterior 9% y posterior 9%) y periné 1%. Es usada en adultos ya que en niños es poco exacta.

– Esquema de Lund y Browder: se usa en niños que sufren quemaduras y se especifica de manera muy detallada las proporciones del niño con respecto a su edad.

– De la palma de la mano o del 1%: se utiliza en quemaduras poco extensas. La palma de la mano de la persona afectada equivale al 1% de su superficie corporal quemada. En esta técnica se superpone la mano del paciente sobre la zona afectada para obtener un cálculo aproximado.

3.4 Localización:

El lugar del cuerpo en el que se produce la quemadura es muy importante para determinar el pronóstico de esta y si compromete o no la vida de la persona. Las localizaciones más relevantes son:

- o Cara: evaluar si se ha producido inhalación de humos, si la vía aérea está afectada y si puede haber intoxicación por monóxido de carbono.
- o Cuello: el posible edema posterior puede comprometer estructuras adyacentes[16] como la tráquea, dificultando o imposibilitando la respiración del paciente.
- o Pliegues y manos: pueden afectar a vasos, tendones o nervios que pueden generar futuros problemas, incluso cuando la herida haya cicatrizado, limitando la vida del paciente. Las lesiones profundas que afectan a pliegues de flexión generarán retracción y secuelas funcionales.[18]
  - − Genitales y zona perianal: son de especial cuidado ya que tienen mayor riesgo de infectarse debido a la colonización bacteriana existente en la zona.[19]

3.5 Gravedad de la lesión:

Para esta clasificación son necesarias las anteriormente expuestas. La gravedad de las quemaduras, según la *American Burn Association*, se divide en:

- − Leves: cuando la superficie corporal quemada (SCQ) es:
  - un 15% o menos de primer o segundo grado en adultos.
  - 10% o menos de primer o segundo grado en niños.
  - 2% o menos de tercer grado en niños o adultos que no afecten a ojos, orejas, cara o genitales.

- − Moderadas: la SCQ es del:
  - 15-25% de segundo grado en adultos.
  - 10-20% de segundo grado en niños.
  - 2-10% de tercer grado en niños o adultos (que no afecten ojos, orejas, cara o genitales)

- − Graves: cuando la SCQ es:
  - 25% de tercer grado en adulto.
  - >20% de segundo grado en niño.
  - >10% de tercer grado en niños o adultos.

Este grupo también incluye las quemaduras de segundo y tercer grado que involucran ojos, oídos, orejas, cara, manos, pies, articulaciones principales, periné y genitales, todas la lesiones inhalatorias con o sin quemaduras, las quemaduras eléctricas, químicas en áreas como la cara, párpados, orejas, manos, pies, articulaciones principales, periné y genitales y las quemaduras asociadas a traumatismos. Dentro de esta categoría se encuentran las quemaduras en personas de alto riesgo: diabetes, desnutrición, enfermedad pulmonar, enfermedad cardiovascular, alteraciones sanguíneas, SIDA u otras enfermedades inmunodepresoras, cáncer, personas afectadas de enfermedad mental y las quemaduras en mujeres embarazadas.[20]

4 TRATAMIENTO

En este apartado se abordará el tratamiento local de la quemadura, sin olvidar que siempre se realizará una valoración integral del paciente. Conocer su historia clínica es determinante para llevar a cabo el tratamiento y para evitar o saber manejar las posibles complicaciones futuras.

En primer lugar, se realiza una valoración primaria de la persona que sufre la quemadura donde se revisa el llamado ABC (vía aérea (A), respiración (B) y circulación (C)). Mientras se lleva a cabo esta valoración se cubre la quemadura con compresas húmedas y paños estériles.[21] Tras dicha valoración se procede a examinar y evaluar la quemadura aunque, en la mayoría de los casos, es difícil determinar la magnitud real de la herida debido a la inflamación que aparece de manera inmediata. Por ello, se debe ir observando y valorando continuamente para determinar de una forma más exacta el daño causado.

A continuación, se exponen los tratamientos más recomendados a la hora de manejar una quemadura según sus características, localización y extensión.

4.1 Diferentes tipos de heridas

4.1.1 *Quemadura de primer grado*

Afecta a la capa más superficial de la piel, son producidas por una fuente de calor con intensidad baja o una exposición corta de mayor intensidad. Normalmente, se curan en días sin posteriores complicaciones. El ejemplo más significativo son las quemaduras solares.[2, 21]

El tratamiento de este tipo de quemaduras consiste en limpiar la quemadura con suero fisiológico frio (no excesivamente ya que pueden provocar hipotermia), secar sin frotar e hidratar la zona con cremas hidratantes de aloe vera, urea, ácido láctico, etc. tantas veces al día como sea necesario. Se debe evitar el uso de desinfectantes ya que puede inhibir el proceso curativo[22] y, a ser posible, dejaremos la zona sin cubrir pero debemos evitar el roce con prendas ya que la piel puede desprenderse y este roce produce dolor, en ese caso cubriremos. Es importante proteger la zona del sol; en lesiones ya epitelizadas utilizar protectores solares.[2, 21]

4.1.2 Quemadura de segundo grado

Este tipo de quemaduras producen una lesión que se extiende hasta la dermis profunda (pudiendo ser variable su profundidad), produciendo gran inflamación, generalmente son exudativas y muy dolorosas. Un signo muy característico es la presencia de ampollas o flictena, debido a la extravasación de plasma. Cuando estas se rompen, liberan un líquido plasmático y dejan al descubierto una dermis enrojecida. [2, 21]

Un aspecto importante a tener en cuenta en el tratamiento de las quemaduras más graves es la profilaxis antitetánica. En el caso de que se desconozca si el paciente está protegido o no, se debe administrar 0,5 ml de toxoide tetánico (primovacunación con dT) y 250 UI de inmunoglobulina humana antitetánica (IGT). [23]

A su vez, las quemaduras de segundo grado se clasifican en superficiales (dolorosas, húmedas y se producen ampollas) y profundas (pueden ser o no doloras, se cae el vello y dejan secuelas importantes). El tratamiento para estas consiste en:

- Lavado de arrastre con suero fisiológico frio durante 10 minutos como máximo. No hacer esto si son superiores al 10% SCQ por riesgo de hipotermia.

- Las flictenas deben ser tratadas según el criterio que se ajuste mejor a las características de la lesión ya que no existe un consenso en cuanto a su tratamiento. No hay evidencias científicas respecto si es más eficaz puncionarlas o desbridarlas. Algunos autores defienden puncionarla para extraer el líquido dejando la piel como protección debido a que la colonización de la flictena se da a partir de las 24 o 48 horas, por tanto si extraemos el líquido de forma estéril precozmente y dejamos la ampolla, la superficie queda protegida con la propia piel. Se deben cubrir para mantener la asepsia, aplicando una leve presión para impedir que se vuelvan a llenar, incluso podemos dejar dos orificios en la piel para evitar el nuevo llenado [2, 21] Otros autores, sin embargo, defienden desbridar la flictena cuando es grande, frágil, está abierta, en zonas de flexoextensión o muestra signos de infección [24].También hay escritores que defienden en dejar la ampolla intacta, en quemaduras de segundo grado superficial, muy pequeñas y donde vemos el líquido claro. Ya que por sí solas se reabsorberá y no presenta infección. [2, 21] Se trata de un tema muy controvertido donde los estudios analizados contienen sesgos metodológicos dando lugar a una evidencia científica muy baja.

- Uso de sulfadiazina argéntica cada 12 horas para evitar las resistencias bacterianas. Si aparece esfacelo en los días posteriores aplicar colagenasa junto a un hidrogel cada 24-48 horas y un apósito de silicona. Si la quemadura es exudativa y presenta infección diagnosticada usaremos apósitos con plata. [2, 21]

- Realizar cura húmeda o con hidrocoloides, oclusión con apósitos húmedos o vaselinizados y vendaje tubular o elástico suave.[22]

4.1.3 Quemadura de tercer grado

Afecta a todo el espesor de la piel, destruyendo toda la epidermis, dermis hasta alcanzar tejidos más profundos y anejos cutáneos. Se pierde la sensibilidad por lo que no aparece dolor. El tratamiento consiste en, si la quemadura es extensa, no irrigar ninguna solución, cubrir con apósitos Water-Jel ®, disminuir el dolor que puede aparecer en las zonas circundantes a la quemadura, utilizar apósitos hidrocoloides y prevenir la infección utilizando apósitos/gasas estériles siempre que sea posible (no vendar este tipo de quemaduras).[22]

4.1.4 *Quemaduras especiales*

Se trata de un grupo de quemaduras, de baja incidencia en la población, que por su mecanismo de acción producen graves alteraciones y un compromiso de la vida de la persona afectada.

- Quemaduras químicas.

Dependiendo del tipo de sustancia el abordaje es distinto, por lo que es un tema muy amplio con numerosos productos por lo que vamos a centrarnos en los principios generales. La destrucción tisular depende de la concentración de la sustancia, cantidad, tiempo de exposición. Es importante que conozcamos si se trata de un ácido o álcalis aunque muchas veces desconocemos la sustancia. [2, 25, 26, 27]

La primera medida consiste en desvestir al paciente y en el lavado de la lesión con agua o suero fisiológico. No existe un consenso en la duración del lavado, pero para eliminar totalmente la sustancia puede ser necesaria entre 20- 30 min y 2 horas. [2, 25, 26, 27] El tiempo será mayor si se trata de un álcali o son quemaduras oculares [22] .Si se ha ingerido el agente, se desaconseja el uso de agentes neutralizantes porque no se puede probar el uso correcto debido a la gran variedad de productos químicos que pueden estar implicados. Además que el agente neutralizante suele producir calor que agravaría la lesión. Si se conoce el agente causal y su antídoto se ha demostrado su efecto beneficioso. El uso de sondas oro o nasogástricas dependerá del caso y se debe de ser muy cuidadoso a la hora de decidir usarlas. Tampoco se aconseja el lavado gástrico ni la inducción al vómito ya que se provocaría una lesión de "segundo paso" por la vía digestiva

Una vez eliminado el agente químico, el manejo y tratamiento de la quemadura no varía de cuando es producida por una llama. [2, 25, 26, 27]

- Quemadura eléctrica.

Las quemaduras eléctricas son las más graves, afecta a los tejidos más profundos y el daño se debe al calor generado al hacer resistencia al paso de la corriente. Se suelen producir en el ámbito doméstico y laboral. La intensidad de la quemadura está determinada por el voltaje, corriente, recorrido, duración y resistencia del cuerpo.[2, 25, 26, 27]

Cuando se tiene un paciente afectado por este tipo de quemaduras se debe determinar el tipo de corriente, sus características y la vía de la corriente a través del cuerpo. Para hacerlo, se debe desnudar al paciente por completo para identificar el área de entrada y salida. El tratamiento de estas lesiones va asociado a las complicaciones que pueden causar. Algunas de estas son: [26]

    o Arritmias cardiacas: se debe monitorizar al paciente electocardiograficamente (mínimo 24 horas) para tratar de forma

inmediata una posible fibrilación auricular, parada cardiaca o cualquier otra variación del electrocardiograma que se aprecie.
o Insuficiencia renal.
o Desorden hidroelectrolítico.
o Síndrome compartimental: es frecuente que se den durante las primeras 48 horas, debido al edema y necrosis muscular. [2, 25, 26, 27]

- Quemaduras en zonas especiales.

Se trata de quemaduras en zonas sensibles tanto por estética o funcionalidad son por ejemplo en vías respiratorias, ojo, cara y cuello, periné, quemaduras circulares, manos, pliegues o zonas de flexión[2, 25, 26, 27]
o Ojos: irrigar con abundante agua, incluso administrar anestésico tópico para poder abrir el ojo. Valorar por el especialista el daño ocular.
o Quemaduras de las vías respiratorias: se administra oxígeno al 100% Algunos de los signos que indican dicha quemadura son el vello nasal chamuscado, manchas negras en la boca, flemas... se trata de una urgencia médica debido al edema de glotis y parada respiratoria
o Periné: reposo en decúbito supino con piernas separadas para impedir maceraciones. Se coloca sonda vesical para evitar infección.
o Quemaduras circulares: Debido a la isquemia que puede producirse en la zona se consideran quemaduras especiales, sin importar si es de 2º o 3º grado. Suele producirse el síndrome compartimental cuyo tratamiento es la escaretomía.
o Quemadura en zona de flexión o pliegues: en estas zonas, la quemadura puede provocar retracciones y afectar a los movimientos. Se aplican férulas para corregir la posición.

- Quemadura por frío.

La quemadura por frío puede ser producida por daño directo o por cambios vasculares que producen isquemia. Suelen producirse en las extremidades y como lesión generalizada debido a la vasoconstricción disminuyendo la función respiratoria, metabólica, cerebral, renal y cardiaca. El tratamiento de este tipo de quemaduras consiste en elevar la temperatura de aportando calor al cuerpo y sumergiendo la zona congelada en agua tibia (40-42º), posteriormente será tratada al igual que las quemaduras producidas por calor. [2, 25, 26, 27]

4.2 Manejo de la herida.

Un correcto manejo de la quemadura es fundamental a la hora de tratar a un paciente gran quemado. Hay que conocer y valorar cada quemadura que tienen estos pacientes para tratarlas de forma adecuada y actuar en consecuencia según las necesidades de cada una.

En primer lugar, se realiza una valoración inicial común para los distintos tipos de quemaduras. Comenzar con la valoración del paciente en su globalidad y continuar con una valoración local de la herida.

Mientras se realiza la valoración general, abrigar bien al paciente para evitar hipotermia, así como situar al paciente en la posición adecuada según la localización de la lesión. Además, se deben eliminar objetos que puedan comprimir la piel tras la aparición de edema, como por ejemplo los anillos, pulseras o relojes. [2, 25, 26, 27]

En este apartado, se abordará la cura de este tipo de lesiones que dependerá de múltiples factores entre los que destacan[34]:

- o Las características de cada quemadura en cuanto a extensión, profundidad, localización y mecanismo de producción.
- o Riesgo inherente de infección en el paciente quemado.
- o Proceso evolutivo que presente la quemadura.
- o Adaptabilidad a la zona quemada.
- o Necesidad de higiene y curas frecuentes.
- o Disponibilidad de material.

En todas las curas se recomienda el uso de Clorhexidina como antiséptico de elección ya que es activo frente a gérmenes Gram + y Gram - y su absorción sistémica es muy baja. Cuando la lesión se produce en una zona con vello, no se recomienda rasurar ya que pueden hacerse pequeñas heridas que favorecen la colonización de la quemadura. En lugar de rasurar, se procederá a cortar con tijeras, exceptuando el vello de las cejas que nunca debe ser eliminado, ya que tarda de 6 a 12 meses en nacer y es un rasgo estético. [2, 25, 26, 27]

Al terminar la cura se procede a cubrir la herida con apósitos que no se adhieran a la piel para evitar sangrados y dolor a la hora de retirarlos. La retirada debe ser minuciosa, y humedeciendo las gasas para evitar que se adhieran. La elección del apósito dependerá del tipo de herida, tema que se abordará en el siguiente apartado.

Para finalizar el proceso, se realizará un vendaje con el que no se limite la autonomía del paciente, y cuando se trate de los dedos de las manos o pies, se realizará de uno en uno, para evitar adherencias entre ellos. [2, 25, 26, 27]

Este proceso se debe repetir a las 12-24h después de que se produzca la lesión para valorar su evolución, siempre con la previa administración de analgesia. La frecuencia de las curas dependerá del estado de la quemadura, si presenta exudado, infección, etc., teniendo cuenta que tanto la realización de curas muy frecuentes como el esparcimiento excesivo de ellas dificultan el proceso de cicatrización. Estas se realizarán siempre que el paciente se encuentre termodinámicamente estable [2, 25, 26, 27] La técnica debe ser lo más aséptica posible. Para ello, se preparará un campo estéril impermeable que permitirá realizar un correcto aseo quirúrgico, el cual facilitará que el personal de enfermería realice una correcta valoración de la quemadura (profundidad, extensión, coloración, etc.). [35]

Antes de retirar los vendajes o coberturas se debe irrigar la herida con abundante suero fisiológico con el fin de evitar desgarrar los tejidos nuevos que empiezan a cicatrizar. [10] Durante el aseo quirúrgico se retiran los restos de tejido desvitalizado, flictenas y restos de exudado, posteriormente se seca la zona y se coloca un nuevo campo estéril para continuar con la cura, cobertura y posterior vendaje. Para las quemaduras de espesor parcial se recomienda una cobertura con apósitos semipermeables o microporosos. [10, 35]

Sería muy recomendable recoger estos aspectos en las notas de enfermería, de manera que se pueda realizar un seguimiento continuado en cuanto a la evolución de la quemadura de cada paciente.

Es muy importante mantener la piel hidratada en todo momento ya que tras la quemadura tiene lugar un mecanismo de deshidratación, que produce prurito en los pacientes quemados. Para ello debemos hidratar la piel con sustancias coadyuvantes como glicerina, colágeno, sorbito, etc. [2, 25, 26, 27]

4.3 Productos indicados.

El apósito ideal es aquel que aísla y protege la quemadura, absorbe exudado, controla la infección, calma el dolor, y no se adhiere a la herida ni a los bordes. Existe una gran gama de productos indicados para el tratamiento de las quemaduras. Entre los apósitos a utilizar destacan: [2, 21]

- Hidrogel en placa: apósitos compuestos de polímeros sintéticos y otras sustancias con una gran proporción de agua (70-90%). Poseen una alta capacidad desbridante y protegen frente a agentes externos [30]. Excelente en las quemaduras de 2° grado superficiales cuando no hay ampollas o son pequeñas o en las que se han puncionado dejando la piel. Producen alivio, frescor, y reducen la inflamación (más cuando han estado en la nevera). Se recomienda aplicar a los pocos minutos de la quemadura evitando así la aparición de ampollas. Es necesario un apósito de fijación. El cambio se debe realizar cada 24 horas ya que este se reseca, pudiendo humedecerlo con suero fisiológico para retirarlo con mayor facilidad.
- Láminas de contacto de silicona: son utilizadas para evitar la adherencia a la herida, protegiéndola y aliviando el dolor en el cambio de apósitos. Se utiliza en heridas con escaso exudado (no tienen capacidad de absorción) permitiendo que este pase a un apósito secundario. Son delgadas, flexibles y no adherentes.[31]
- Hidrofibra de hidrocoloides: se recomienda en quemaduras de segundo grado superficial. Se utilizan en heridas limpias exudativas de pequeña extensión y una vez eliminado el tejido desvitalizado y las flictenas. Precisa curas cada 24h pudiendo espaciarlas en función de la evolución de la quemadura. Presenta una opción extrafina indicada en los estadios finales de epitelización.
- Apósito de tul vaselinado no adherente y gasa o compresa: se utiliza en quemaduras superficiales. Se recomiendas las curas cada 24 o 48 horas si se mantiene el apósito limpio.
- Alginatos: indicados en quemaduras exudativas contaminadas o no. No maceran la herida, necesitan un apósito secundario.
- Apósito de espuma (FOAM): están formados por varias capas de polímeros que forman pequeñas celdas que absorben el exudado y lo retienen en su interior, evitando la maceración del tejido circundante. Tienen capacidad desbridante autolítica (menor que los hidrocoloides), buena capacidad

protectora, evitan fugas, manchas y olores, son adaptables y flexibles, no se descomponen en contacto con el exudado y no dejan residuos. Están indicados en quemaduras de segundo grado profundas. Se presentan de diversas formas, materiales, diferentes grosores, con o sin borde adhesivo y con formas anatómicas. Su frecuencia de retirada varía según el tipo de lesión pero deberán permanecer colocados hasta que el exudado sea visible y se aproxime a 1´5 cm del borde o hasta un periodo máximo de 7 días.[30]

– <u>Apósitos de plata</u>: su uso debe limitarse a situaciones clínicas en las que se observe que la cicatrización se ha interrumpido. [30] Evitan el avance de la infección, se recomienda en quemaduras de segundo grado superficial con riesgo de infección y en quemaduras de segundo grado profundo. Eficaces frente a gram +, -, levaduras, virus y hongos. No deben usarse durante periodos prolongados (no más de 2 semanas), ni preventivos, ni tampoco con la piel intacta. No actúan en quemaduras secas. Este tipo de apósitos permite distancias la frecuencia de las curas entre sí, es decir en tres días o más, por lo que disminuye su manipulación y el riesgo de infección. Necesitan un apósito de sujeción.

– <u>Apósitos de biocelulosa con Polihexametilen biguanida (PHMB)</u>: reducen la contaminación en el lecho de la herida y ayuda a mantener el entorno de la herida sin bacterias[30]. El PHMB es una sustancia antimicrobiana de amplio espectro incluyendo en este los gérmenes Gram + y -, Stafilococo aureus meticilino resistente y algunos hongos (Cándida albicans) y bacterias dentro de los biofilms. Están indicados en quemaduras de primer y segundo grado.[31] Su frecuencia de cambio puede ser hasta 7 días.

Respecto a las pomadas antibacterianas, ninguna tiene las propiedades óptimas para un uso exclusivo. No deben aplicarse de forma rutinaria ya que pueden afectar a la cicatrización. Si fuese necesario el uso de antibióticos se recomienda:

- <u>Sulfadiazina argéntica (Flamazine, Silvederma)</u>: se trata de una pomada antibiótica que actúa frente a gram positivos, gram negativos, hongos y cándidas. No se debe mezclar con ningún otro producto. La gravedad de la infección y el tipo de lesión a tratar determinarán la frecuencia de renovación del vendaje, realizándose desde 1-2 veces/día en quemaduras y heridas no muy contaminadas, hasta cada 4-6 h en el caso de heridas muy contaminadas. En cada cambio de vendaje y reposición, eliminar primero los restos de la aplicación anterior, lavando cuidadosamente la herida con agua hervida tibia o solución salina isotónica.[32] No se recomienda utilizar en embarazadas ni en niños. Como efectos secundarios destacan la sensibilización, la leucopenia transitoria y en cuanto a su aplicación la fotosensibilidad a la luz natural donde adquiere una tonalidad grisácea no significativa de infección. Se aplica en una fina capa de 1 mm.

Se recomienda la aplicación de <u>sulfadiazina argéntica con nitrato de cerio</u> en quemaduras de tercer grado ya que potencia la acción antimicrobiana y su penetración en la escara. Precisa curas diarias.

En cuanto al uso de sulfadiazina argéntica o un apósito de plata, existe cierta controversia a tener en cuenta a la hora de utilizar uno u otro. (Ver Anexo 2. Tabla 2)

- Nitrofurazona (furacín): Se utiliza en quemaduras de segundo grado superficial, no es eficaz frente a pseudomonas, gram -, ni inhibe el crecimiento de hongos ni virus. Tiene el inconveniente que es nefrotóxica, se inactiva con el exudado y produce resistencias con frecuencia por lo que no se aconseja su uso. Presenta una elevada tasa de reacción alérgica. Se utiliza mucho en nuestro país pero no se encuentra en ningún protocolo internacional, ni se recomienda su uso. Precisa cura cada 24-48 horas.
- Cremas hidratantes: Sustancias coadyuvantes para evitar la deshidratación de la piel. Disminuye el prurito en la piel circundante y ya epitelizada.
- Productos de protección solar: Protección de la zona ya epitelizada.

4.4 Tratamiento quirúrgico

Las grandes quemaduras quizás necesitan un tratamiento mayor como puede ser cirugía, coberturas y/o escarectomías.[7]

Con las quemaduras circulares en el tórax, el cuello y las extremidades puede desarrollarse un síndrome compartimental por la existencia de una escara, que junto con el edema tisular propio de la quemadura, no permitirá la adecuada irrigación de la zona. Todo ello producirá una isquemia de las extremidades, y un posible compromiso respiratorio en cuanto a la afectación del tórax y el cuello.[7]

La descompresión quirúrgica que se requiere en estos casos, se denomina escarectomía y consiste en la retirada de la escara hasta conseguir un lecho sangrante. Previo a ello, se determinará las zonas que precisan intervención, que tipo de escarectomía se va a realizar y si el paciente se encuentra hemodinámica estable, y que poseemos de reservas de hemoderivados para una posible transfusión y con las coberturas cutáneas para cubrir la zona una vez terminado la cirugía.[7, 33]

Las escarectomías se pueden dividir en dos grupos: escarectomía tangencial y a fascia. La primera de ellas consiste en un desbridamiento por capas hasta llegar al tejido sano. Ella está indicada en las quemaduras de 2º y 3er grado profundas y quemaduras con un espesor parcial de hasta el 20% de extensión. Se requiere una perfusión tisular y es una técnica que deja un buen resultado a nivel estético y funcional.[7, 25, 33,34]

En la escarectomía a fascia se extirpa tejido sano, hasta llegar a nivel muscular. Es una técnica que se realiza en paciente que no tienen una buena perfusión tisular, por la existencia de obesidad, diabetes, cardiopatías u otras enfermedades, y en aquellas quemaduras profundas en más de 20% de superficie corporal. Ella deja un resultado menos estético que la escarectomía tangencial. [7, 25, 33,34]

Una vez conseguido el tejido sano y bien vascularizado, procedemos a la cobertura de la herida mediante autoinjertos de espesor parcial, tratándose de una lámina compuesta por epidermis y dermis superficial obtenida mediante un dermatomo. Para cubrir mayores superficiales se utilizan los injertos mallados que nos permite cubrir mayor extensión con menor cantidad de piel. La zona de donde se extrae el injerto se regenerará en un período de no más de 15 días. Existen otras alternativas a los autoinjertos como puede ser los injertos biológicos procedentes de cadáveres, llamados homoinjertos; los xenoinjertos, los cuales proceden de los cerdos, así como los derivados de membranas amnióticas. Igualmente existen injertos biosintéticos de silicona, nylon o colágeno.[25, 34]

En las quemaduras muy extensas y profundas que afecta a tendones, músculos e incluso hueso, no se realizan injertos ya que no resultan útiles ni viables. Por lo que se procede a técnicas de reconstrucción con colgajos locales y bloques de tejidos completos.[35]

5 GRAN QUEMADO

Gracias al conocimiento actual en cuanto a la fisiopatología, complicaciones derivadas de las quemaduras, así como al aspecto nutricional e hidrolítico de estos pacientes, se ha producido un aumento en la supervivencia de los pacientes grandes quemados.[7,29]

Un paciente gran quemado es aquel que presenta una o varias quemaduras que ponen en riesgo su vida o que provocan graves secuelas de forma permanente. Entre los criterios que permiten definir un paciente como gran quemado están: [29, 33,36]

- Quemaduras de segundo y tercer grado en más del 20% de la superficie corporal.
- Pacientes menores de 2 años o mayores de 65 años con quemaduras de segundo y tercer grado con más del 10%.
- Quemaduras en el tracto respiratorio o por inhalación de humo.
- Quemaduras en las zonas especiales como son la cara, pies, manos y región perineal.
- Quemaduras producidas por corriente eléctrica.
- Pacientes con patologías graves o algún politraumatismo asociado.

5.1. Evaluación primaria.

Inicialmente se valora al paciente mediante la técnica del ABCDE de un paciente politraumatizado y además valoraremos las quemaduras, tanto en extensión como en profundidad, su localización y la gravedad que presentan. [29,33]

Para evaluar la extensión de las quemaduras de una manera rápida y sencilla se suele utilizar la llamada Regla de los Nueve en adultos. En niños esta técnica no es del todo precisa, ya que en ellos la superficie corporal se divide de manera diferente a los adultos. En los niños, se suele utilizar la gráfica de Lund y Browder, en la que la mayor extensión corporal corresponde a la cabeza y el cuello.[7]

A la hora de evaluar la profundidad encontramos diversas escalas como son la escala de ABA, Benaim, o Converse-Smith, en las que podemos dividir las quemaduras en: 1er, 2º o 3er grado. Además, las quemaduras de segundo grado las podemos dividir en espesor parcial superficial y espesor parcial profundo.[7]

En cuanto a la localización, se consideran quemaduras especiales aquellas que afectan a la cabeza, extremidades, zona genital, articulaciones, tórax y mamas.

Si clasificamos al paciente según la gravedad de las quemaduras, nos ayudará en la elección del tratamiento y a la hora de hacernos una idea en cuanto a su futura evolución. En los adultos para la clasificación de gravedad se utiliza la escala de Garcés, para niños de entre 2 y 20 años se utiliza la escala de Garcés modificada por Artigas y para niños menores de 2 años la de Garcés modificada por Artigas y consenso Minsal de 1999.[33,37]

Garcés

Edad + %SCQ con quemaduras 1er grado (TIPO A) X 1

      + %SCQ con quemaduras 2° grado (TIPO AB) X 2

      + % SCQ con quemaduras 3er grado (TIPO C) X 3

<u>Garcés modificado por Artigas</u>

40 - Edad + %SCQ con quemaduras 1er grado (TIPO A) X 1

 + %SCQ con quemaduras 2° grado (TIPO AB) X 2

+ % SCQ con quemaduras 3er grado (TIPO C) X 3

<u>Garcés modificado por Artigas y consenso Minsal de1999</u>

40 - Edad + %SCQ con quemaduras 1ergrado (TIPO A) X 2

+ %SCQ con quemaduras 2° grado (TIPO AB) X 2

+ % SCQ con quemaduras 3er grado (TIPO C) X 3

En cuanto a las puntuaciones:

21-40: Leve, sin riesgo vital

41-70: Moderado, sin riesgo vital salvo complicaciones

71-100: Grave, con probabilidad de muerte inferior al 30%

101-150: Pronóstico crítico con una mortalidad de 30-50%

>150: Gravedad máxima con una mortalidad superior al 50%

5.2. Tratamiento del paciente gran quemado.

El equipo multidisciplinar cobra una gran importancia en el tratamiento del paciente gran quemado, en el cual debe de intervenir especialistas en cuidados intensivos y de urgencias. Las grandes quemaduras son traumatismos en el que llevar a cabo intervenciones bajo presión, en el que la rapidez y la precisión es de vital importancia, como son las intubaciones endotraqueales y las traqueotomías de urgencia para conseguir una correcta ventilación.[29]

En primer lugar, como en cualquier trauma se realizará una anamnesis (antecedentes médicos, enfermedades actuales, medicación habitual, peso, cirugías, última ingesta alimentaria) Además, debemos de realizar un examen de las vías aéreas, así como vigilar si existe algún sangrado o trauma asociado. A todos los pacientes se les pondrá un acceso venoso periférico en aquellas zonas no afectadas, así como un sondaje vesical permitiéndonos una correcta monitorización de la diuresis. Para aquellos pacientes que presentan quemaduras en el trasto respiratorio o sospecha de ello, se les proporcionará oxígeno al 100%. [7, 33,35]

Tras la primera valoración, nos enfocaremos en la evaluación de las quemaduras, en cuanto a extensión, profundidad, áreas afectadas y procederemos a la reposición hídrica mediante las diversas fórmulas de resucitación que aplicaremos a razón de la superficie corporal quemada (SCQ).[2, 7, 36,38]

Cuando la SCQ es menor de 15% la reposición de líquidos se puede llevar a cabo por vía oral.[2,7] Cuando ésta se encuentra entre el 15-50% se recomienda usar la fórmula de Parkland (4ml x Kg x %SCQ) Las primeras 24 horas se administra Ringer Lactato, el 50% del volumen total de líquidos a reponer se administrarán en las primeras 8 horas, y el 50% restante en las siguientes 16 horas.[29,33,35,38] En niños la formula sería 3 mL/kg/% SCQ. (De 0 a 10 kg - 4 mL/kg/h; Entre 10 y 20 kg - 40 mL/h + 2 mL/kg/h; Mayor a 20 kg - 60 mL/h + 1 mL/kg/h).[39]

Las siguientes 24h se administrarán coloides 0.3-0.5ml x Kg x %SCQ, teniendo siempre en cuenta las circunstancias especiales de cada paciente. Cuando la SCQ es mayor del 50% se utiliza con mayor frecuencia la fórmula de Brooke modificada de Ringer Lactato (2ml x Kg x %SCQ o 3ml x Kg x %SCQ en niños). El 50% del volumen total se administra en las primeras 8h, y el resto en las próximas 16h. En las siguientes 24 h se administrará coloides (0.3-0.5ml x Kg x %SCQ).[7, 33, 35,36]

En ambas fórmulas se deberán de añadir glucosa al 5% para mantener un gasto urinario de 0.5-1ml/kg/h.

La solución cristaloide de Ringer Lactato en grandes cantidades puede desarrollar una acidosis hiperclorémica.[7, 29,38]

Para la monitorización hematológica se realizarán diversos estudios hematológicos, así como una radiografía torácica para evaluar la función pulmonar. En el caso de quemaduras eléctricas también se realizará un electrocardiograma.[7, 10]

Terapia nutricional del paciente gran quemado

En pacientes con grandes quemaduras, evaluar el estado nutrición y dar el aporte nutricional adecuado es de vital importancia, ya que tras una quemadura las necesidades son bastante más elevadas que en hombres y mujeres sin enfermedades asociadas. En estos pacientes se necesitan entre 4.500 y 6.000 kcal para un adulto normal, y por lo que se deberá restablecer la nutrición tan pronto como sea posible.[2, 25,26]

Esta importancia es tal que cuando una herida leve no cicatriza en el periodo de tiempo estimado, puede deberse a una pobre ingesta de proteínas en nuestra dieta que no favorece totalmente la cicatrización de la herida.

Este aporte nutricional se podrá realizar tanto por vía enteral como parenteral, dependiendo del estado físico del paciente. Sin embargo, siempre priorizando la nutrición enteral sobre la parenteral, puesto que la primera evita una atrofia de la mucosa gástrica e intestinal, con una mayor tolerancia a los diversos nutrientes y disminuirá las complicaciones causadas por la translocación de bacterias. Además el acceso necesario para la nutrición parenteral aumentará aún más el riesgo de infección, una de las complicaciones más importantes en paciente con graves quemaduras.[7, 29,33]

En los pacientes grandes quemados la nutrición enteral se administra principalmente mediante una sonda nasogástrica, que deberá ser monitorizada regularmente para así controlar la cantidad de nutrición a administrar así como el ritmo de infusión, ya que cuando el volumen gástrico residual está por encima de 200 se deberá de modificar ciertos parámetros a la hora de la infusión.[7,33]

La nutrición parenteral es necesaria en el caso de una severa desnutrición, pancreatitis, íleo paralítico, fistulas a nivel gastrointestinal, pérdida de peso corporal aún con una buena ingesta oral, o en aquellos pacientes hemodinámicamente inestables.[33]

La nutrición enteral se deberá realizar en posición Fowler o semiFowler para evitar el riesgo de aspiración, y en el caso de que se produjese aspiración, vomito, tos o cualquier otro tipo de intolerancia se deberá pausar la infusión y valorar el motivo antes de volverla a iniciar.[33]

Para calcular las necesidades calóricas de cada paciente se recomienda la fórmula de Curreri, en la que deberemos administrar 25kcal por Kg añadiendo 40kcal extras por %SCQ. En el caso de los niños se necesitan una fórmula más precisa como es la de Galveston en la que se prioriza la superficie corporal de niño por lo que administraremos 1800 kcal por m² más 1500kcal extras por %SCQ.[26]

A la hora de distribuir los nutrientes necesarios para la pauta nutricional, se seguirán unas pautas estandarizadas, aunque deberán ser adaptadas a las condiciones concretas de cada paciente, a la respuesta que su organismo presente ante ella y a su evolución general.[7, 10]

Los nutrientes se reparten prácticamente al igual que una dieta normal con un 50% de hidratos de carbono, 30% de grasas y 20% de proteínas. Además en pacientes con un alto porcentaje de superficie corporal quemada la cantidad de carbohidratos no debe ser mayor a 5mg/kg/min ya que podría causar hiperglicemia, esteatosis hepáticas o un aumento de la producción de CO_2.[7,10]

Además de los principales nutrientes como son los carbohidratos, proteínas y grasas, se recomienda introducir otros nutrientes como son las vitaminas, hierro, zinc, y una pequeña cantidad de arginina y glutamina para favorecer la respuesta inmune en estos pacientes.[10]

5.3. Prevención de infecciones

Un paciente con graves quemaduras tiene un alto riesgo de infección puesto que se encuentra deprimido inmunológicamente, y por la multitud de acciones, y procedimientos a los que ve sometido.

Por una parte, todos los microorganismos del ambiente entran en el organismo a través de la superficie corporal quemada puesto que en ella, la piel y mucosas que la cubrían han sido destruidas al contacto con el calor y las bacterias tienen libre acceso a nuestro cuerpo, sin ninguna barrera que se lo impida. Además, todos los catéteres, punciones, acceso venosos, y sondas que son insertadas en los pacientes, son otra vía de entrada para los microorganismos del ambiente.[10, 35] Y por otra parte, en un tanto porciento mucho mayor, las bacterias proceden del interior del organismo.

La sepsis es una de las causas que mayor número de muertes provoca en los pacientes grandes quemados, pero llevando a cabo un correcto aislamiento se disminuirá la mortalidad, así como la multitud de complicaciones derivadas.

Entre los principales signos de infección en una herida están la presencia de pus y exudado, enrojecimiento, inflamación, un mal olor, zonas gangrenosas o necróticas y retraso de la cicatrización o empeoramiento físico de la herida.[7]

Ante una infección no está recomendado el uso profiláctico de antibióticos, sino que se deberá elegir cuál de ellos es el adecuado tras la realización de los hemocultivos pertinentes, en concordancia con la bacteria en cuestión. Solo se recomienda la profilaxis en los desbridamientos quirúrgicos y autoinjertos donde el riesgo de infección es mayor.[7, 10, 29,35]

A la hora de evitar la infección de la herida, deberemos realizar unas curas asépticas, usando material estéril y desechable. Estas curas no se realizarán con una frecuencia fija, sino que ella la que nos paute la frecuencia a razón del estado de la herida. [7]

Un correcto manejo de la herida será imprescindible a la hora de evitar una sepsis, ya que las heridas son el principal foco infeccioso, por la presencia de exudado y escaras, que son un medio ideal para el cultivo microbiano. [10,33]

5.4. Manejo del dolor.

El dolor está muy presente en los pacientes con graves quemaduras, un dolor derivado de las propias quemaduras, y de los diversos procedimientos a los que se tienen que someter estos pacientes, como son la cura de las heridas.

Al mantener controlado el dolor, también disminuiremos el estrés y la ansiedad característica de cualquier paciente en que su bienestar esté siendo alterado por una enfermedad, o por una situación dolorosa.

El dolor es algo subjetivo y es percibido de manera distinta, con un grado o fuerza que dependerá de cada paciente. Para poder manejar efectivamente el dolor, no es suficiente con las expresiones faciales y corporales que el paciente nos refleja, sino que debemos de objetivarlo mediante las diversas escalas del dolor que se conocen hoy en día.[33]

Para una correcta monitorización del dolor deberemos utilizar la misma escala del dolor en cada paciente, ya que nos permitirá analizar en qué momento el dolor aumenta o disminuye.

A la hora de tratar el dolor, tenemos a nuestra disposición una amplia variedad de analgésicos, y su uso dependerá de la magnitud de la quemadura y siempre teniendo en cuenta la percepción de dolor del paciente.

Para un dolor no muy intenso se utilizará analgésicos regulares como es el paracetamol y el metamizol; y cuando la sensación de dolor se incrementa utilizaremos opioides, como es la morfina.[7, 33] Además, elegiremos un analgésico en función de su acción, como es el caso del fentanilo el cual presenta una rápida acción y relativamente corto efecto por lo que es muy usado previo a la realización de una cura.[33] La frecuencia de medicación también es un factor variable, que suele ser programado. Sin embargo, dar la oportunidad al paciente de tomar la analgesia cuando sea necesitada, está dando mejor resultado en cuanto a eficacia se refiere, que una pauta fija programada.

Estas medidas farmacológicas se complementan con otras no farmacológicas como es la hipnosis, la relajación, y la desviación del dolor hacia un estímulo más placentero.

El personal de enfermería tiene un papel fundamental en relación con el dolor, así como el manejo del estrés y de la ansiedad, para cual pone en marcha planes de cuidados para su correcto manejo y control.

6 COMPLICACIONES

Las personas con graves quemaduras tienen un importante riesgo de sufrir complicaciones, que prolongarán su estancia hospitalaria, y su recuperación. Entre las más frecuentes complicaciones están:

6.1 Infección.

La infección es una de las complicaciones más comunes y frecuentes en estos pacientes, puesto que, tras la quemadura, ha desaparecido la primera barrera que protege nuestro organismo de la entrada a él de microorganismos. Todo esto unido a un sistema inmunológico deprimido, que aumenta la mortalidad tras una gran infección.

La edad y la extensión de la quemadura son dos factores de riesgo de infección importantes. Los niños y los ancianos son dos grupos de edad que ante cualquier enfermedad siempre se encuentran en riesgo [40] e igualmente cuanto mayor es la superficie corporal quemada aumenta el riesgo de sufrir una infección.

Como ya sabemos, el foco de una infección puede ser exógeno procedente del medio que nos rodea, o endógeno originado por una translocación bacteriana tras los diversos cambios producidos en nuestro organismo tras una quemadura.[10] Para evitar los focos exógenos, se debe llevar a cabo unas medidas de precaución para disminuir el riesgo de contaminación cruzada como son el uso de guantes, gorros, mascarillas, ropa quirúrgica y un estricto y permanente lavado de las manos en todas las unidades de quemados.[26]

Una rápida detección de los principales signos de infección por parte de los profesionales sanitarios hará que pongamos en marcha una pronta intervención. Los principales signos de infección son cambios de color en la zona, presencia de exudado amarillento – verdoso que destruirán el tejido de granulación, zonas necróticas o formación de escaras, aumento de la profundidad, espesor, o extensión con retraso de la curación. [40]

Tras la detección de una posible infección deberemos determinar su presencia con un cultivo del exudado presente o una biopsia de la herida, si fuese necesaria.

Los principales gérmenes que producen la infección en los primeros días son bacterias Gram + en un alto porcentaje, y a partir del quinto día se denota, principalmente, de la presencia de bacterias Gram -.[42] Tras la confirmación de los gérmenes presentes en la herida, se comenzará con la administración de los antibióticos recomendados.

6.2 Complicaciones gastrointestinales.

La disminución de la volemia provocada por la existencia de quemaduras importantes, así como la respuesta inflamatoria generalizada que se produce en el organismo, hacen que este priorice el flujo sanguíneo hacia los órganos fundamentales, disminuyendo el flujo hacia los órganos menos importantes como pueden ser los gastrointestinales, derivando así en numerosas complicaciones afectando también al páncreas e hígado. [42]

- Alteración hepática: Se produce una repentina elevación de las transaminasas provocado por una disminución del flujo sanguíneo. Posteriormente se puede producir una colestasis multisistémica en la que el paciente podría desarrollar una colestasis intrahepática que se manifiesta con aumento de la bilirrubina directa y de las fosfatasas alcalinas.[43]
- Gastroduenopatía: Un alto porcentaje (90%) de pacientes grandes quemados (>35%SCQ) desarrollan erosión gástrica y el 32% de estos desarrollan duodenitis y ulceración duodenal franca, producidas nuevamente por una disminución del flujo sanguíneo.[43]
- Síndrome de Oglive: Es muy poco frecuente y cursa con dilatación gástrica y del colón sin existencia de obstrucción mecánica. Se suele resolver con la descompresión colonoscópica.[43]
- Úlcera de Curling: úlcera en el duodeno o estomago provocada por quemaduras con una gran SCQ. Sintomatológicamente se presenta con hemorragia aguda o perforación y dolor intenso. El momento más frecuente en el que se manifiestan es tras la primera semana post-quemadura y el tratamiento de elección es la vagotomía troncular con resección gástrica, con la posterior administración rutinaria de bloqueantes H2 y antiácidos.[43]
- Íleo paralítico: es la detención de la que produce una obstrucción de tipo mecánico. Ocurre en los primeros dos días después de la lesión. Sus signos y síntomas más frecuentes son el dolor y la distensión abdominal, vómitos de origen reflejo y ausencia de emisión de gases y heces. Su diagnóstico es a través de una radiografía simple de abdomen.
- Colecistitis acalculosa: inflamación aguda de la vesícula en ausencia de cálculos. Se produce por varios factores derivados de la propia quemadura como pueden ser deshidratación, hemolisis, estasis gastrointestinal, infección, estasis biliar, incremento de la viscosidad y toxicidad de la bilis o por isquemia de la vesícula. Sus signos y síntomas son el dolor, masa palpable en el cuadrante superior de la región del hipocondrio derecho, fiebre, vómitos y leucocitosis. Para corroborar el diagnóstico se recure a la ecografía o a la gammagrafía de vesícula y vías biliares.
- Síndrome compartimental abdominal: por lo general, ocurre en las primeras 48 horas de la lesión en el periodo de resucitación o en la fase aguda del

periodo séptico. Es debido a una hipertensión intraabdominal provocada por el aumento del volumen de esta cavidad. El edema de la pared abdominal contribuye a la disminución de la función intestinal así como influye en la función respiratoria llegando a provocar incluso síntomas de insuficiencia respiratoria debido a un excesivo volumen peritoneal que eleva el diafragma y comprime los pulmones.

- Traslocación bacteriana intestinal: Paso de bacterias entéricas y sus productos a los ganglios linfáticos mesentéricos, en primer lugar, y luego a los órganos distales debido a un fallo de la mucosa por hipoxia celular.

- Impactación fecal: La impactación fecal y el estreñimiento son muy frecuentes en pacientes grandes quemados debido a la deshidratación y las alteraciones hidroeléctricas que se producen.[43]

- Alteraciones isquémicas: La disminución de la perfusión puede producir lesiones isquémicas que van desde la pérdida de mucosa superficial hasta la necrosis de espesor total de la pared intestinal.[43]

6.3 Shock por quemadura.

El paso de plasma desde el espacio intravascular al intersticial que se produce en grandes quemados puede provocar graves consecuencias que afectan a la función cardiovascular cuando la SCTQ es >20%. La lesión térmica extensa produce shock hipovolémico y trauma tisular que dan lugar a la liberación de mediadores locales y sistémicos resultando en un proceso complejo donde se produce una pérdida del volumen plasmático circulante, hemoconcentración, formación de edema masivo, descenso del gasto urinario y depresión de la función cardiovascular .[44]

6.4 Complicaciones de las quemaduras eléctricas:

Las quemaduras eléctricas comprenden un grupo especial de quemaduras presentando así diferentes complicaciones y por tanto deben ser tratadas de forma especial. Entre las complicaciones más frecuentes se encuentran[14]:

- Paro cardíaco.
- Parálisis respiratoria.
- Insuficiencia renal.
- Lesiones neurológicas.
- Infección y septicemia.
- Esfaceles secundarios.
- Hemorragia secundaria.
- Cataratas.

6.5 Hipotermia.

Es una de las complicaciones más frecuentes junto con la infección. Los pacientes quemados tiene problemas de termorregulación por lo que pueden llegar a sufrir hipotermia, es decir, su temperatura corporal se encuentra por debajo de los 35° C.[46]

Para prevenir la hipotermia se deben seguir una pauta durante el cuidado y tratamiento del paciente. En primera instancia cunado retiramos la ropa del paciente para valorarlo se debe cubrir totalmente al paciente con una manta térmica, especialmente cuando se trata de un gran quemado, un anciano o un niño. Durante los posteriores cuidados se deben llevar a cabo pautas como; Controlar la temperatura del paciente cada hora (adaptando la frecuencia a las necesidades específicas de cada paciente) , controlar la temperatura del paciente antes, durante y tras la realización del baño o aseo personal, pre-calentar la sala de curas antes de su realización, uso de lámparas de calor radiante, regular la temperatura de la habitación de manera que se adapte a la necesidad térmicas de cada paciente, en casos de hipotermia severa (<32ºC) o moderada (32ºC – 34ºC) se debe considerar la administración de líquidos intravenosos precalentados. [46]

7 CUIDADOS

7.1 Diagnósticos de enfermería (NANDA)[48], Clasificación de Resultados de Enfermería (NOC)[48] y Clasificación de Intervenciones de Enfermería (NIC).[50]

Diagnóstico 1
(00046) Deterioro de la integridad cutánea r / c existencia de quemadura m / p alteración de la superficie de la piel.

- o NOC:
  - 1103 Curación de la herida por segunda intención:
- 110304 Resolución de la secreción serosa.
- 110307 Resolución del eritema cutáneo circundante.
- 110310 Resolución de las ampollas cutáneas.

- o NIC:
  - 3661 Cuidados de las heridas: quemaduras:
- Enfriar la herida con agua templada (20°C) o solución salina en el momento de la lesión, si es posible.
- Lavar las heridas químicas continuamente durante 30 min o más para garantizar la eliminación del producto causal.
- Determinar el área de entrada y salida de quemaduras eléctricas para evaluar qué órganos pueden estar afectados.
- Mantener permeables las vías aéreas para asegurar la ventilación.
- Evaluar la herida examinando su profundidad, extensión, localización, dolor, agente causal, exudación, granulación o tejido necrótico, epitelización y signos de infección.
- Proporcionar medidas de confort antes de cambiar los apósitos.
- Preparar un campo estéril para mantener la asepsia máxima durante todo el proceso.

  - 3584 Cuidados de la piel: tratamiento tópico.

- Evitar el uso de ropa de cama de textura áspera.
- Realizar la limpieza con jabón antibacteriano, si resulta oportuno.
- Vestir al paciente con ropas no restrictivas.
- Girar al paciente inmovilizado al menos cada 2 horas, de acuerdo con el programa específico.
- Registrar el grado de afectación de la piel.
- Inspeccionar diariamente la piel en personas con riesgo de pérdida de integridad de la misma.

- 1400 Manejo del dolor.
- Observar claves no verbales de molestias, especialmente en aquellos que no pueden comunicarse eficazmente.
- Asegurarse de que el paciente reciba los cuidados analgésicos correspondientes
- Utilizar estrategias de comunicación terapéutica para reconocer la experiencia del dolor y mostrar la aceptación de la respuesta del paciente al dolor.
- Determinar el impacto de la experiencia del dolor sobre la calidad de vida (sueño, apetito, actividad, función cognoscitiva, humor, relaciones, trabajo y responsabilidad de roles).
- Ayudar al paciente y a la familia a obtener y proporcionar apoyo.
- Utilizar un método de valoración adecuado que permita el seguimiento de los cambios en el dolor y que ayude a identificar los factores desencadenantes reales y potenciales (hoja de informe y llevar un diario).
- Disminuir o eliminar los factores que precipiten o aumenten la experiencia del dolor (miedo, fatiga, monotonía y falta de conocimientos).
- Animar al paciente a vigilar su propio dolor y a intervenir en consecuencia.
- Proporcionar a la persona un alivio del dolor óptimo mediante analgésicos prescritos.
- Fomentar los períodos de descanso/sueño adecuados que faciliten el alivio del dolor.
- Informar a otros cuidadores/miembros de la familia sobre las estrategias no farmacológicas utilizadas por el paciente para fomentar actitudes preventivas en el manejo del dolor.
- Proporcionar una información veraz para alentar el conocimiento y respuesta de la familia a la experiencia del dolor.
- Integrar a la familia en la modalidad de alivio del dolor, si fuera posible

Diagnóstico 2

(00118) Trastorno de la imagen corporal r/c alteración del aspecto físico y concepto de sí mismo m/p expresa sentimientos o percepciones que reflejan una alteración de la visión del propio cuerpo.

o NOC
- 1200 Imagen corporal
- 120005 Satisfacción con el aspecto corporal.
- 120007 Adaptación a cambios en el aspecto físico.
- 120513 Adaptación a cambios corporales por lesión.
- 120517 Actitud hacia la utilización de estrategias para mejorar el aspecto.

- 1305 Modificación psicosocial: cambio de vida
- 130502 Mantenimiento de la autoestima
- 130506 Expresiones de optimismo sobre el futuro
- 130508 Identificación de múltiples estrategias de superación
- 130509 Uso de estrategias de superación efectivas
- 130513 Expresiones de apoyo social adecuado

- 1205 Autoestima
- 120501 Verbalizaciones de autoaceptación
- 120505 Descripción del yo
- 120507 Comunicación abierta

o NIC
- 5220 Potenciación de la imagen corporal:
- Utilización de una guía previsora en la preparación del paciente para los cambios de imagen corporal que sean previsibles.
- Ayudar al paciente a separar el aspecto físico de los sentimientos de valía, si procede.
- Observar si el paciente puede mirar la parte corporal que ha sufrido el cambio.
- Observar si hay frases que identifican las percepciones de imagen corporal que tienen que ver con la forma y el peso corporal.
- Determinar las percepciones del paciente del paciente y de la familia sobre la alteración de la imagen corporal frente a la realidad.
- Determinar si un cambio de imagen corporal ha contribuido a aumentar el aislamiento social.
- Identificar los medios de disminución del impacto causado por cualquier desfiguración por medio de ropa, pelucas o cosméticos, si procede.
- Ayudar al paciente a identificar acciones que mejoren su aspecto.
- Facilitar el poner en contacto con otras personas que hayan pasado por la misma situación.

- 5400 Potenciación de la autoestima:
- Animar al paciente a identificar sus virtudes
- Fomentar el contacto visual al comunicarse con otras personas.

- Ayudar a establecer objetivos realistas para conseguir una autoestima más alta.
- Ayudar al paciente a reexaminar las percepciones negativas que tiene de sí mismo.
- Animar al paciente a que acepte nuevos desafíos.
- Realizar afirmaciones positivas sobre el paciente.

Diagnóstico 3

(00069) Afrontamiento inefectivo r/c falta de confianza en la capacidad para afrontar la situación y ansiedad m/p expresiones de incapacidad para afrontar la situación, nerviosismo, inquietud, aumento del estado de alerta, voz temblorosa y expresiones verbales de angustia.

NOC:

- 1302: Afrontamiento de problemas:
- 130204 Refiere disminución del estrés.
- 130205 Verbaliza aceptación de la situación.
  - 1504: Soporte social:
- 150405 Refiere ayuda emocional proporcionada por otras personas
- 150410 Refiere contactos sociales de soporte adecuados.

  o NIC:
  - 5230 Aumentar el afrontamiento:
- Alentar al paciente a encontrar una descripción realista del cambio de papel.
- Favorecer situaciones que fomenten la autonomía del paciente.
- Ayudar al paciente a clarificar los conceptos equivocados.

  - 5270 Apoyo emocional:
- Ayudar al paciente a que exprese los sentimientos de ansiedad, ira o tristeza.
- Proporcionar apoyo durante la negación, ira, negociación y aceptación de las fases del sentimiento de ansiedad.
- Comentar la experiencia emocional con el paciente.
- Proporcionar ayuda en la toma de decisiones.

  - 5240 Asesoramiento:
- Ayudar al paciente a identificar el problema o la situación causante del trastorno.
- Disponer de intimidad para asegurar la confidencialidad.
- Establecer una relación terapéutica basada en la confianza y el respeto.
- Proporcionar ayuda en la toma de decisiones.
- Favorecer la expresión de sentimientos.

7.2 Alta hospitalaria

El momento del alta hospitalaria es una parte fundamental del proceso, una vez resueltos los problemas que el paciente presentaba a su llegada y que comprometían en mayor o menor medida su salud o incluso su vida se procede a su alta, en la mayoría de las ocasiones el alta médica no coincide en el tiempo con el alta de enfermería ya que por lo general tras el alta médica el paciente seguirá requiriendo curas y cuidados enfermeros (Cura de la herida, apoyo psicológico, si procediese, e información sobre cómo cuidar la zona afectada por la quemadura entre otras.), de manera que el alta de enfermería será más tardía. En cuanto al alta hospitalaria como tal, debemos asegurarnos previamente de que:

-   No existe infección o está bajo control.
-   Los patrones respiratorios del paciente son normales.
-   Existe un correcto manejo tanto del dolor como de la temperatura corporal.
-   Las heridas están encaminadas hacia un correcto proceso de cicatrización.
-   No existen edemas significantes.
-   Se ha contacto con el centro de salud, a través del enfermero de enlace para el seguimiento y cura de las quemaduras

Es importante educar al paciente y a la familia para que lleven a cabo una dieta adecuada que favorezca el proceso de cicatrización de las heridas.

Así mismo, la autoimagen es un aspecto muy importante de la autopercepción por lo que su alteración generará un grado de ansiedad elevado, así como de depresión.[51] De manera que los enfermeros, como proveedores de cuidados tanto físicos como psicológicos debemos asegurarnos de que el paciente dispone de una red de apoyo adecuado, propiciándoles nuestra ayuda y apoyo en la medida en que nos sea posible. Es importante que el paciente se familiarice y acepte su nueva imagen corporal.

Además, debe hacerse hincapié en la continuidad de cuidados de la herida. La visita periódica al centro de salud para la valoración y cura de la quemadura por parte de la enfermera comunitaria. Con las medidas de prevención que se deben realizar en el hogar y con los autocuidados para evitar complicaciones tras la hospitalización y minimizar las secuelas de una cicatrización inadecuada.

40

8 PREVENCIÓN

Un alto porcentaje de las quemaduras que se producen ocurren en el ámbito doméstico y además son prevenibles con una correcta educación y un correcto uso de los electrodomésticos y utensilios de los que disponemos en el hogar. Para ello es importante que la población conozca ciertas medidas a tomar en cuenta durante su día a día como podrían ser:

- Correcta utilización de los utensilios de cocinas, sartenes con aceite, ollas con agua hirviendo u ollas a presión.
- Colocar los mangos de las ollas, sartenes, etc. hacia dentro para evitar el vuelco y el alcance de los niños.
- No dejar mecheros, cerillas o velas en sitios con fácil acceso de los niños.
- Revisión periódica de la instalación eléctrica y del gas del hogar, así como la utilización de protectores de los enchufes.
- Mantener precaución a la hora de usar productos de limpieza corrosivos y/o inflamables usando mascarillas y guantes, así como mantener una correcta ventilación de la casa durante su uso. Mantenerlos fuera del alcance de los niños.
- Vigilar la temperatura del agua a la hora del baño, especialmente en el caso de los recién nacidos.
- Vigilancia de los braseros y estufas, en épocas de frío, y precaución de no arrimar mantas u otros materiales inflamables.
- Utilización de protección solar adecuada para nuestro tipo de piel, así como evitar la exposición al sol en las épocas centrales del día [51].

Estas indicaciones no solo son recomendables para aquellos pacientes que han sufrido una quemadura, sino que es mucho más importante hacérselas llegar a la población en general como método preventivo, a través de sesiones de educación para la salud.

9 RESUMEN

Las quemaduras son un tipo de traumatismo causado por una agresión térmica, que originan lesiones en piel y mucosas con las consiguientes alteraciones en todo el organismo y los diversos órganos y sistemas. La gravedad y el pronóstico del paciente dependerán de la extensión de la quemadura y no tanto de la profundidad de la misma.

Actualmente un gran porcentaje de los pacientes que acuden a los servicios de urgencias con lesiones por quemaduras son casos que podrían haberse evitado con una correcta prevención y educación. Estas lesiones, causan alrededor de unas 265.000 muertes anuales [52].

Tras una quemadura se producen una serie de alteraciones a nivel local y sistémico que pondrán en riesgo la vida del paciente quemado. En primer lugar, se produce un aumento de la permeabilidad de todos los vasos sanguíneos como consecuencia provocando el paso de líquido, iones y proteínas al intersticio, produciéndose así un intenso edema intersticial, con la consiguiente hipovolemia vascular, irrigando principalmente a los órganos vitales para la vida como es el corazón y el cerebro dejando a los demás órganos hipoperfundidos, lo que conllevará rápidamente a un fallo multiorgánico si el paciente no es tratado.

Los avances en conocimientos, en cuanto la fisiopatología del shock postquemadura, han sido imprescindibles para llevar a cabo una atención de calidad, que está permitiendo un incremento en la supervivencia[10].

En primer lugar, cuando recibimos a un paciente con quemaduras deberemos hacerle una valoración inicial a nivel global, con el objetivo de conseguir una estabilización hemodinámica lo antes posible; una vez conseguido esto podremos proceder a la valoración local de la herida.

En el manejo de la herida cobra vital importancia la esterilidad de las curas a realizar, con la utilización del apósito adecuado en consonancia con el tipo de herida y las características de ésta, así como la posibilidad de tratamiento quirúrgico con la colocación de un injerto si se necesitase.

El tratamiento de los pacientes con quemaduras ha sido fruto de muchas investigaciones tenidas hasta la fecha, que junto con la mayor compresión del estado fisiopatológico del enfermo han sido la piedra angular de los cuidados intensivos y del descenso de la morbimortalidad.

Sin embargo, en cuanto al tratamiento de la herida existe escasa evidencia científica con dispares opiniones de los expertos. Los cuidados enfermeros se basan en el cuidado del paciente a nivel global así como de la herida, es por ello, que se necesita más estudios e investigaciones en cuanto al tratamiento de la quemadura desde la visión enfermera, pudiendo así mejorar la calidad del cuidado que ofrecemos.

En el caso de los pacientes grandes quemados es de vital importancia un correcto control de la infección y del estado hemodinámico. La nutrición de los pacientes grandes quemados es uno de los temas con más disparidad de opiniones, todos los autores tienen claro que una correcta y temprana nutrición del paciente previene una gran cantidad de complicaciones, así como que la nutrición enteral debe primar siempre sobre la parenteral (siempre que sea posible), sin embargo, existe divergencia en cuanto a las necesidades nutricionales del paciente y la proporcionalidad de cada nutriente.

Lo que está claro es que una correcta hidratación, una temprana ingesta enteral, y una prevención de las infecciones exógenas son las claves para evitar las principales complicaciones permitiendo así una mayor supervivencia.

La enfermería es una parte fundamental durante todo el proceso, desde que se produce la quemadura hasta que el paciente recibe el alta por parte del hospital y del centro de salud.

El paciente recibe cuidados enfermeros que van desde la valoración del paciente cuando ingresa en el centro hospitalario pasando por la continuidad de cuidados durante toda la estancia hospitalaria, la realización de diagnósticos enfermeros e intervenciones enfermeras para proporcionar cuidados de calidad, la educación sanitaria en cuanto a medidas de precaución para evitar complicaciones, continuidad de cuidados en atención primaria finalizando con los propios autocuidados a llevar a cabo en el hogar, y medidas de prevención de futuras quemaduras.

La enfermería constituye un pilar básico de la atención sanitaria, con la realización de cuidados e intervenciones que contribuyen a la recuperación tanto física como psicológica del paciente, comenzando en primer lugar con una valoración global del paciente que le permitirá llevar a cabo unos cuidados individualizados. Además, desempeña el papel de educadora por lo que también tiene un rol fundamental en cuanto a la prevención.

10 BIBLIOGRAFÍA

1.- Garrido Calvo A M, Pinos Laborda PJ, Medrano Sanz S, Bruscas Alijalde MJ, Moreno Mirallas MJ, Gil Romea I. Quemaduras. Zaragoza (España). Hospital Clínico Universitario.

2.- Instituto nacional de Estadística (sede web) Altas hospitalarias y estancias causadas según el sexo y el diagnóstico principal. España. 2014. *Disponible en: http://www.ine.es/jaxi/Datos.htm?path=/t15/p414/a2014/l0/&file=01001.px [Último acceso 08 de Mayo]*

3.- Pérez Boluda M T, Martínez Torreblanca P, Pérez Santos L, de Haro Padilla J. Guía de práctica clínica para el cuidado de personas que sufren quemaduras. Sevilla. Ed. Servicio Andaluz de Salud. Consejería de salud. Junta de Andalucía. 2011. *Disponible en: http://www.guiasalud.es/GPC/GPC_485_Quemados_Junta_Andalucia_completa.pdf*

4.- Instituto Nacional de Estadística [sede web]. Datos de defunciones por causas (lista reducida), sexo y edad. España. 2014. *Disponible en http://www.ine.es/jaxi/Datos.htm?path=/t15/p417/a2014/l0/&file=01001.px [Último acceso 08 Mayo 2016].*

5.- Instituto Nacional de Estadística [sede web]. Defunciones por comunidad y ciudad autónoma de residencia, causas (lista reducida), sexo y edad. España. 2014. *Disponible en: http://www.ine.es/jaxi/Datos.htm?path=/t15/p417/a2014/l0/&file=02001.px [Último acceso 08 de Mayo 2016]*

6.- Gómez Morell P A, Palao Doménech R, Vernetta Rubio O. Quemados - Valoración y criterios de actuación. Barcelona (España). Edita Marge Medica Books. 2009

7.- De los Santos González, C E. Guía básica para el tratamiento del paciente quemado. E – libro. España. Editorial libros-electronicos.net. 1999. Actualizada Agosto 2005. *Disponible en http://www.ind2exer.net/quemados/index.htm [Último acceso 12 Mayo 2016]*

8.- Ramírez C E, González L F, Ramírez N, Vélez K. Fisiopatología del paciente quemado. Colombia. Salud UIS. 2010. *Disponible en:*
http://revistas.uis.edu.co/index.php/revistasaluduis/article/viewFile/790/1191

9.- Lorente J A, Esteban A. Cuidados intensivos del paciente quemado. Barcelona, España. Springer-Verlag Ibérica. 1998

10.- Arévalo J M, Lorente J A. Avances en el tratamiento del paciente quemado crítico. Madrid (España). Medicina clínica. Vol 113. Núm 19. 746-753. 1999.

11.- Bueno Fernández, CM. Vergara Olivares J M, Buforn Galiana A, Rodríguez Serrano C. Atención al paciente con quemaduras. Málaga (España)

12.- Zapata Sirvent RL. Quemaduras producidas por agentes químicos. En: Jiménez Castillo CJ, Besso J, editores. Quemaduras. Tratamiento crítico y quirúrgico. Actualización 2005. Caracas: Editorial Ateproca; 2005. p.87-94.

13.- Mora Ochoa M, Olivares Savigñon AR, González Gross TM, Castro Mela I. El Sol: ¿enemigo de nuestra piel? MEDISAN. 2010; 14(6): 825-837.

14.- Patiño JF. Manejo de las quemaduras eléctricas. Guía de Actuación en Urgencias y Emergencias [Sitio Web] Bogotá: Departamento de Cirugía: Sitio Web Fundación Santa Fe; 2011 *[acceso 10 de mayo de 2016] Disponible en:*
http://www.aibarra.org/Guias/1-14.htm.

15.- Murty OP. Dramatic lightning injury with exit wound. J Forensic Leg Med. 2007; 14 (4): 2257.

16.- Duis HJ, Klasen HJ, Nijsten MWN, Pietronero L. Superficial lightning injuriestheir 'fractal' shape and origin. Burns. 1987; 13:141-46.

17.- Pérez Olmo JL, Jiménez Pérez C. Quemados. En: Fernández Ayuso D, Aparicio Santos J, Pérez Olmo JL, Serrano Moraza A, coordinadores. Manual de enfermería en emergencia prehospitalaria y rescate. 2ª ed. Madrid: Arán Ediciones; 2008. p.538-550.

18.- Rivas García A, Mora Capín A. Traumatismos y quemaduras en Atención Primaria. Pediatr Integral. 2014; XVIII (5): 291-301.

19.- Servicio Andaluz de Salud [sitio web]. Sevilla: Junta de Andalucía [acceso 30 de abril de 2016]. Guía de Práctica Clínica para el cuidado de personas que sufren quemaduras. *Disponible en:*
http://www.guiasalud.es/GPC/GPC_485_Quemados_Junta_Andalucia_completa.pdf

20.- American Burn Association [sede web]. Chicago: ABA.com; 2013 [acceso 15 de abril de 2016]. White Paper. Surgical management of the burn wound and use of skin substitutes. *Disponible en: http://www.ameriburn.org/index.php*

21.- Ledo García M J, Crespo Llagaste T, Martí Romero M P, Sacristán Vela J L, Padilla Monclús M P, Barniol Llimós N. Tratamiento ambulatorio de las quemaduras. Sabadell (España). Enfermería dermatológica. 2010. N° 9

22.- Reduca. Serie Trabajos de Fin de Grado. 8 (1): 417-464, 2016 ISSN: 1989-5305

23.- Galeiras-Vázquez RM, García-Barreiro JJ, López-Suso ME, coordinadores. Asistencia inmediata al paciente quemado crítico [Internet]. A Coruña: Complejo Hospitalario Universitario de A Coruña; 2011 [Citado 11 de noviembre de 2016]. Disponible en:
http://www.proyectolumbre.com/revistas/2/documentos/Asistencia_inmediata.pdf

24.- Suárez-Franco M, Hernández-Mesa V. Atención extrahospitalaria de enfermería en pacientes quemados. Hygia [Internet]. 2012 [Citado 11 nov 2016]; 81(3):68-81. Disponible en:
http://www.colegioenfermeriasevilla.es/Publicaciones/Hygia/Hygia81.pdf

25.- Unidad de Gestión Clínica de Cirugía Plástica y Grandes Quemados del Hospital Universitario Virgen del Rocío. Quemaduras. Sevilla (España). Junta de Andalucía. Servicio Andaluz de Salud.

26.- Ramírez Rivero C E, Judith Rivera J, Consuelo Cabezas M, Bautista Lorenzo L, Uribe Carvajal J A. Guías de práctica clínica basadas en la evidencia. Manejo de quemados. Colombia. Proyecto ISS – Ascofame.

27.- Departamento Hospital general de Valencia. Unidad de Enfermería dermatológica, úlceras y heridas. Protocolo de tratamiento de quemaduras en atención primaria. Comunidad Valenciana (España). Generalitat valenciana. Conselleria de sanitas.

28.- Llamazares Muñoz, V. El paciente gran quemado. UNIA. Sevilla. 2015.

29.- Diagnóstico y tratamiento del paciente gran quemado. México. Secretaria de Salud. Centro nacional de excelencia tecnológica en salud. 2009

30.- Perdomo Pérez E., Pérez Hernández P., Flores García O.B., Pérez Rodríguez M.F., Volo Pérez G., Montes Gómez E., Bañón Morón N. Uso racional del material de curas (II). Cura en ambiente húmedo. Bolcan. 2014; 6 (3): 1-8.

31.- Saretzky, I, Vaccaluzzo R, Bilevich E. Novedades en apósitos para la cura avanzada de heridas. Act Terap Dermatol 2016; 39: 14

32.- Vademecum [Internet]. Madrid: Vidal Group; 2010 [Citado 29 nov 2016]. Disponible en: https://www.vademecum.es/principios-activos-sulfadiazina+argentica-d06ba01

33.- Ministerio de Salud. Guía clínica gran quemado. Chile. Ministerio de salud (Minsal). 2007. N 55

34.- Aladro Castañeda M, Díez González S. Revisión del tratamiento de las quemaduras. Revista de Seapa. 2013. XI: 12-17

35.- Domínguez Roldán JM, Gómez Cia T, Martin Bermúdez R. Principios de Urgencias, Emergencias y cuidados críticos. El paciente quemado grave. España.

36.- Gorordo del Sol LA, Hernández López G D, Zamora Gómez SE, García Román MT, Jiménez Ruiz A, Tercero Guevara BI. Atención inicial del paciente quemado en UCI. México. Hospital Jua. 2015. 82(1): 43-48

37.- Morales G, Monreal V, Riquelme M, Bongain J, Von Dessauer B. En el paciente gran quemado el índice de gravedad en uso actual sobreestima el riesgo de morir en cuidados intensivos pediátricos. Chile. Hospital Roberto del Río.

38.- Vázquez Torres J, Zárate Vázquez O. Manejo de líquidos en el paciente quemado. México. Hospital de traumatología Dr. Victorio de la Fuente Narváez. 2011. *Disponible:* http://www.medigraphic.com/pdfs/rma/cma-2011/cmas111al.pdf)

39.- Pruit BA Jr. The development of the international society for burn injuries and progress in burn care: the whole is greater than the sum of its parts. Burns; 1999; 25:683-96

40.- Bendlin A, Linares HA y Benaim F. Tratado de Quemaduras. Ed. Interamericana-McGraw- Hill. 1993

41.- Nasser S, Mabrouk A, Moher A. Colonization of burn wound in burn unit. Burns. 2003; 29:229 - 33.

42.- Aljabban Nieves A, Orbegozo Valdiviezo ST, Romero Valverde WM. Complicaciones de las quemaduras a nivel gastrointestinal. Reduca. 2014; 6(1): 126-

131.

43.- Zapata Sirvent RL, Jiménez Castillo CJ, Besso J, editores. Quemaduras. Tratamiento crítico y quirúrgico. Actualización 2005. Caracas: Editorial Ateproca;2005. p.353-36

44.- Galeiras Vázquez R. Shock por quemadura. En Galeiras Vázquez R, Solla Bucera MA coordinadores. Shock identificación y Manejo. A Coruña: Seteseis Comunicación Creatividades SL y Complexo Hospitalario Universitario; 2011. p. 48-60.

45. Hospital universitario Vall d´Hebron, Servicio de Emergencias Médicas (SEM), Bomberos de la Generalitat de Cataluña, Bomberos del Ayuntamiento de Barcelona. Protocolo de Atención Inicial a Pacientes Quemados. Barcelona: Hospital Universitario Vall d´Hebron; 2013.

46.- García Marín T, Sánchez Viedma, A. Hipotermia en el paciente quemado [Internet].Madrid. Unidad de Quemados y Cirugía Plástica del Hospital Universitario de la Paz. *Disponible en:* http://www.codem.es/Adjuntos/CODEM/Documentos/Informaciones/Publico/9e8140e2-cec7-4df7-8af9-8843320f05ea/0ada2313-f18f-47fc-99ad-170cd58bc8f9/149a1bca-d53a-4a82-bea0-1dafd893792f/Hipotermia_paciente_quemado.pdf

47.- Herdman H. Diagnósticos Enfermeros. Definiciones y clasificación. Nanda International. 2012-2014. Elsevier. España. 2013

48.- Moorhead S, Johnson M, Mass ML, Swanson E. Clasificación de Resultados de Enfermería (NOC). Cuarta Edición. Elsevier. España. 2008.

49.- Bulechek GM, Butcher HK, McCloskey Dochterman J. Clasificación de Intervenciones de Enfermería (NIC). Quinta edición. Elsevier. España. 2009.

50.- Arguello Peña L, Romero Carrera I, Meneses Monroy A. Trastorno de la imagen corporal. Reduca. 2012; 4 (1): 478-518.

51.- Servicio Andaluz de Salud. Consejería de salud. Guía de prevención y cuidados de personas con quemaduras. Junta de Andalucía.

52.- Organización Mundial de la Salud [Sitio web]. Quemaduras. Centro de prensa. Ginebra: OMS; 2014 [acceso 5 de marzo de 2016]. *Disponible en:* http://www.who.int/mediacentre/factsheets/fs365/es

11 ANEXOS

EDITOR: *Diego Molina Ruiz*

Anexo 1. Tabla 1

Tabla 1. Clasificación de las quemaduras en relación a la profundidad en la piel.

Tipo	Profundidad en la piel	Dolor	Aspecto
Primer grado	Epidermis	Sí	Eritemas, no exudativas, no flictenas y sensación de tirantez, picor o escozor
Segundo grado superficial	Dermis papilar	Intenso	Flictenas o ampollas, exudativas y color rojizo.
Segundo grado profundo	Dermis reticular	Menos dolorosas, destrucción terminación sensitivas	Color pálido. Pueden precisar injertos.
Tercer grado	Tejido subdérmico, tejido subyacente y órganos anejos	No	Color variable desde blanquecino hasta amarillento o negro (necrosis).

Fuente: Elaboración propia

EDITOR: *Diego Molina Ruiz*

Anexo 2. Tabla 2.

Tabla 2. Apósito de plata versus Sulfadiazina argéntica.

APÓSITO DE PLATA	SULFADIAZINA ARGÉNTICA
Actúa en la superficie de la lesión.	Penetra en la lesión.
Nivel bajo de plata, y se desconoce la cantidad exacta que se aporta en la lesión.	Nivel alto de plata, y se desconoce la cantidad exacta que se aporta en la lesión.
Difícil adaptación a la zona.	Adaptación a cualquier área del cuerpo. Fácil aplicación en grandes superficies.
Disminuye la frecuencia de curas y el dolor.	Curas diarias.

Fuente: Elaboración propia

EDITOR: *Diego Molina Ruiz*

SOBRE EL EDITOR

DIEGO MOLINA RUIZ, Puertollano (Ciudad Real), 15 de Febrero de 1959.

Formación académica

Licenciado en Enfermería. Universidad Hogeschool Zeeland (Holanda) 2002. Especialista en Enfermería Médico-Quirúrgica. Master en Ciencias de la Enfermería. Universidad de Huelva. Diploma de Estudios Avanzados en Medicina Preventiva y Salud Pública, Universidad de Huelva.

Lugar de trabajo

Enfermero Comunitario UGC Gibraleón del Distrito Sanitario Huelva Costa Condado Campiña.

Profesor asociado Departamento de Enfermería, Universidad de Huelva.

Experiencia previa

Autor y Editor de editorial especializada CC SS. Enfo Ediciones, FUDEN, Madrid.

Como docente ha impartido los Módulos 6 sobre Técnicas de Resonancia Magnética y 7 sobre Técnicas de asistencia en Exploraciones Ecográficas del Curso de Formación Profesional Ocupacional "Técnico en Radiodiagnóstico" con Expediente 98/2005/J/221 y Nº 21 – 15, de la Consejería de Empleo de la Junta de Andalucía, con un total de 250 horas docentes.

Desde 2006 desarrolla labor docente como profesor asociado en la Universidad de Huelva.

Experiencia investigadora

- **Líneas de investigación:** Salud Laboral, Atención Primaria, Preanalítica, Salud Mental.

- **Participación en proyectos de investigación**
  - Investigador colaborador en el proyecto FIS 12/ 1099.
  - En la actualidad participa en un proyecto de investigación en salud FIS.

- **Participación en proyectos editoriales**

    Más de 40 artículos publicados en revistas de enfermería y biomédicas, nacionales e internacionales. Más de 65 capítulos de libros y 36 libros como autor y coordinador.

Otros méritos

Miembro del Comité de Ética Asistencial de Huelva.

SOBRE LOS AUTORES

CARMEN MARÍA HACHERO RODRÍGUEZ, Cartaya (Huelva), 14 de Septiembre de 1992.

Formación académica

Graduada en Enfermería. Universidad de Huelva 2014. Máster de Farmacoterapia para Enfermería (Universidad de Valencia). Máster en Integración en Cuidados y Resolución de Problemas Clínicos en Enfermería (Universidad de Alcalá de Henares).

Lugar de trabajo

Residente de enfermería obstétrico-ginecológica en el Hospital Universitario de Ceuta.

Experiencia investigadora

Trabajo fin de grado Cuidados enfermeros en la fase del tratamiento quirúrgico en mujeres afectadas por Cáncer de Mama.

INMACULADA CONCEPCIÓN PEÑA POZO, Andújar (Jaén), 1 de Diciembre de 1992.

Formación académica.

Graduada en Enfermería, Universidad de Huelva año 2014.

Máster en Enfermería de Cuidados Críticos, Urgencias y Emergencias, Universidad de Jaén año 2015.

Lugar de trabajo

Residencia de la Tercera edad "Raset", Barcelona.

Experiencia previa

Nueva experiencia en la redacción y publicación de libros.

<u>TÍTULOS DE LA COLECCIÓN</u>

Notas sobre el cuidado de heridas (15 Guías)

Guía 1: **HERIDAS AGUDAS.** *Notas sobre el cuidado de heridas. Vol. 1*
Guía 2: **QUEMADURAS.** *Notas sobre el cuidado de heridas. Vol. 2*
Guía 3**: HERIDAS TRAUMÁTICAS.** *Notas sobre el cuidado de heridas. Vol. 3*
Guía 4**: HERIDAS QUIRURGICAS.** *Notas sobre el cuidado de heridas. Vol. 4*
Guía 5: **HERIDAS CRONICAS.** *Notas sobre el cuidado de heridas. Vol. 5*
Guía 6: **HERIDAS INFECTADAS.** *Notas sobre el cuidado de heridas. Vol. 6*
Guía 7: **LESIONES CUTÁNEAS.** *Notas sobre el cuidado de heridas. Vol. 7*
Guía 8: **CUIDADO OSTOMIZADOS.** *Notas sobre el cuidado de heridas. Vol. 8*
Guía 9: **CUIDADO TRAQUEOSTOMÍAS.** *Notas sobre el cuidado de heridas. Vol. 9*
Guía 10: **DERIVACIONES CUTÁNEAS.** *Notas sobre el cuidado de heridas. Vol. 10*
Guía 11: **ÚLCERAS POR PRESIÓN.** *Notas sobre el cuidado de heridas. Vol. 11*
Guía 12: **PIE DIABÉTICO.** *Notas sobre el cuidado de heridas. Vol. 12*
Guía 13: **ÚLCERAS VASCULARES.** *Notas sobre el cuidado de heridas. Vol. 13*
Guía 14: **ÚLCERAS EXTRIMIDAD INFERIOR.** *Notas sobre el cuidado de heridas. Vol. 14*
Guía 15: **COMPENDIO DE HERIDAS.** *Notas sobre el cuidado de heridas. Vol. 15*

Nota del Editor:

Para poder atender cualquier consulta relacionada con el presente libro o bien con la colección a la que pertenece, quedo en todo momento a disposición de todos los lectores en la siguiente dirección de correo electrónico:

molina.moreno.editores@gmail.com

Edición impresa en papel y ebook disponible en:

www.amazon.com y www.amazon.es

EDITOR: *Diego Molina Ruiz*

Copyright © 2017 Diego Molina Ruiz

Edita: Molina Moreno Editores molina.moreno.editores@gmail.com

Diseño de portada: Diego Molina Ruiz

Título de la Obra: Guía de Quemaduras

Guía número 2

Serie: Notas sobre el cuidado de Heridas

Primera edición: 27/01/2017

Tapa blanda, número de páginas: 77

Autoría:

Autora: Carmen María Hachero Rodríguez

Autora: Inmaculada Concepción Peña Pozo

Diego Molina Ruiz Ed.

ISBN-10: 1542828678
ISBN-13: 978-1542828673

Edición impresa en papel y ebook disponible en:
www.amazon.com y www.amazon.es

www.ingramcontent.com/pod-product-compliance
Lightning Source LLC
Chambersburg PA
CBHW081843170526
45167CB00007B/2896